片付けられない自分が気になるあなたへ

ためこみ症のセルフヘルプ・ワークブック

Buried in Treasures : Help for compulsive acquiring, saving, and hoarding—Second Edition

デビッド F. トーリン, ランディ O. フロスト, ゲイル・スティケティー 著
David F. Tolin, Randy O. Frost, Gail Steketee

坂野雄二 監修
五十嵐透子　土屋垣内晶 訳

金剛出版

©Oxford University Press 2014

Buried in Treasures: Help for Compulsive Acquiring, Saving and Hording, Second Edition was originally published in English in 2014.

This translation is published by arrangement with Oxford University Press.

Kongo Shuppan is solely responsible for this translation from the original work and Oxford University Press shall have no liability for any errors, omissions or inaccuracies or ambiguities in such translation or for any losses caused by reliance thereon.

訳者はじめに

　ためこみ症の第一人者で 30 年以上の研究と臨床を続けてきた心理学者のトーリン博士とフロスト博士，社会福祉学者のスティケティー博士の共同執筆による本書は，アメリカ国内で第 1 版が 2007 年に，第 2 版が 2013 年に出版されました。本書は，ためこみ状態を続けている人たちだけでなく，その人を心配したり困っている家族や友人，そして援助者に，この状態が健康面や安全面だけでなく，さまざまな面で多大なネガティブな影響をおよぼす重篤な状態という適切な理解を深めました。これは対応のしようがないという絶望的な状態から，回復しこれまでとは異なる生活をもてるようになるという "希望" だけでなく，どのように対応していけばいいのかの "道しるべ" をもたらしました。

　多種多様で大量のモノをためこみ続ける状態は、2013 年に改訂された DSM-5 で "ためこみ症" として精神疾患の強迫症および関連疾患群の 1 つとして位置づけられました。しかし，ためこみ症の人たちは，「だらしない」「わがままで他の人のことを考えない」「欲が深い」「現実さに欠ける」「能力が乏しい」など，さまざまなネガティブなレッテル貼りがなされがちで，適切に理解されない状態は現在まで続いています。

　ためこみ状態にある人たちには，対人関係において大切な人を失ったりトラウマティックな体験をもち，こころの痛みや悲哀感から自身を守るため，不安への対処行動として，このような行動をしている可能性が推測されています。モノだけでなく猫や犬などの動物を何十匹も飼っている "動物ためこみ症（多頭飼育）" の人たちには，幼少期の混乱した家庭環境やストレスフルな体験，アタッチメントの課題，動物を擬人化することで孤独感や愛情，サポートを得ようとする傾向が示されています。

　これらの個別的困難さは，多種多様なモノをためこむ状態となるため，ためこみをしている人だけでなく生活を一緒にしているご家族や近隣の人たちの衛生状態，火災の危険性，移動のしにくさなどの影響も大きく，虐待の可能性や健康状態の支障にもつながりやすい状況です。全国の 1,700 以上の市町村区のうち、2009 年の時点で「ごみ屋敷の問題がある」割合は 21％と報告されましたが、2017 年で行政代執行を可能とする条例が制定されているのは 20 市区です。加えて，対象となる方々は孤立化した 60 歳以上の高齢者が多く，アメリカでは専門機関への平均受診年齢が 50 歳以上であることが報告されていますが，ためこみ状態の発症年齢は 20 歳以下が 44％と半数近い人たちが学童期から思春期，成人前

期に発症していることも明らかになっています。

　影響を受けている人たちは，大量の【ゴミ】や【無用なモノ】を"一掃"することに視点を置き，テレビ番組でも"一掃"場面が放映され，関心が向けられています。このような一掃に応じ，その後も一掃した状態が維持できている場合は，かかわった人たちの強い思い，関係性，その人自身がこの状態への問題視と動機の高さなどがポジティブに影響していることが考えられます。しかし，行政代執行後，これまで以上のためこみ状態になり繰り返される状況は少なくありません。このような状態は"一掃"が，その人にとって解決につながらないことを意味しています。

　地域で誰もが住みやすいまちづくりを目指し，福祉と住環境の関連知識を認定する資格として東京商工会議所は福祉住環境コーディネーターを輩出し，医療や福祉，建築分野の専門家が情報交換や勉強会，などネットワーク作りをはじめとして自主的な研究会や研修会も開催されています。小中学生の段階で専門家の援助を受ける早期発見と早期対応はもとより，本書が，ためこみ状態にある人たちの適切な理解と対応に大きく貢献することを念じています。

五十嵐 透子

目　次

訳者はじめに　3

第1章　はじめに　9

第2章　"ためこみ症"とはどのような状態ですか？　19

第3章　わたしにはためこみの問題があるのでしょうか？　31

第4章　悪玉を理解しましょう　39

第5章　善玉を味方につけましょう——ためこみ状態に打ち勝つための方略　55

第6章　ためこみ状態は，どのように生じたのでしょうか？　65

第7章　動機を高めましょう　85

第8章　モノの入手を減らしましょう　101

第9章　仕分けをして処分しましょう——準備を整えます　115

第10章　仕分けて取り除きます——始めましょう　139

第11章　悪玉がやってきました——part 1. 動機と取り組み時間　153

第12章　悪玉がやってきました——part 2. 悪玉への対抗　163

第13章　達成した状態を維持しましょう　183

索　引　199

片づけられない自分が気になるあなたへ

ためこみ症のセルフヘルプ・ワークブック

第1章

はじめに

1 本書について

　本書は，自分の所有物の管理に苦労している人たちのために書かれています。2007年に "片づけられない自分が気になるあなたへ：ためこみ症のセルフヘルプ・ワークブック" の第1版を出版したとき，多くの人たちはためこみ症について耳にしたこともありませんでした。医師や医療関係の専門家でさえ，この現象についてほとんど理解がありませんでしたが，どこにでもみられるものでした（そして，この状態は今も続いています）。しかし，状況は確実に変わりました。ためこみ状態は，オペラ・ウインフィリー・ショーやドクター・オズ・ショーなどのアメリカ国内の人気テレビ番組で紹介されています。ホーダー（ためこむ人たち：A & E），ホーダー：埋められたままの生活（TLC），告白：動物ためこみ（Animal Planer）などのテレビのシリーズ番組も，ためこみ状態をテーマに放映されています。これらのメディアの描写には長所と短所がありますが，ためこみ状態に対してアメリカ国内で関心が向けられるようになったことは確かです。"ためこみ"（ホーディング）状態という言葉は，ほとんど聞かない言葉から，誰でも使う言葉になりました。

　人気のあるメディア以外にも変化が起きています。2013年にアメリカ精神医学会が改訂した最新の精神疾患の診断・統計マニュアル第5版（DSM-5）に "ためこみ症（hoarding disorder）" の診断が初めて加えられました。本書はためこみ症に関するもので，主にためこみ症で苦しんでいる人たちのために書きましたが，われわれ［筆者ら］は，愛する人がためこみ状態で苦しんでいるご家族や友人，知り合いの人たちや，ためこみ状態の人たちを援助する専門家にも，本書が役立つことを願っています。本書の目的は，あなたにためこみ状態に関する明確で最新の情報と，あなたの状態が軽症か重症であるかにかかわらず，あなたのためこみの問題をコントロールするプログラムを紹介し活用していただくことです。

　多くの人たちは，"ためこみ者" や "ためこみをする人［ホーダー］" という表現を好みません。"過度の保存，過度の入手，過度のクラッター［乱雑さ］" のような用語は，不快さはいくぶん少なく，確かに説明的な表現です。一部の人たちは，"モリネズミ"［パック・ラット：巣のなかにモノを蓄える習性をもつ：種々雑多な無用の長物をためこむ人］や "ク

ラッター・バッグ"［クラッター狂：多数のモノが混乱したクラッター状態に熱狂的な人］の表現を好みますが，とどのつまり，これらの表現を使うことで感情を害しにくかったとしても，人はレッテルを貼られたように感じます。そのため，本書では"ためこむ人"や"ホーダー"という用語は用いないようにして，"ためこみの問題をもつ人々"や類似した表現を用いています。ただ，"過度の保存や入手，乱雑さ［クラッター］"という長い表現の代わりに"ためこみ（ホーディング）"という用語を使っている部分があります。これは，省略した表現で，不快な思いをさせたいわけではありません。

　第2章でこの問題の説明から始めて，ためこみをしている何人かを紹介します。これらの人たちの状態はあなたと同じか少し違っているかもしれません。いずれにしても，あなたが基本的な原則のいくつかを手にして，ためこみの問題をより適切に理解することをわれわれは望んでいます。第2章と第6章で，ためこみ状態がどのように深刻化し，この状態を克服するのに大変な時間がかかる理由を吟味します。残りの章は，ためこみに関連する考えや感情，行動をコントロールするために，段階的に計画を立てることに充てられています。第5章ですべての方略の概要を理解し，第7章であなたの動機を高く維持することに焦点を充てます。第8章ではあなたの乱雑な状態［クラッター］を増やすことに深くかかわっている"モノの入手"を減らすことに取り組みます。第9章と第10章では，所有物をどのように仕分けて手放すかについて，第11章と第12章では，今後あなたが直面する問題に対処する方法を説明し，最後の第13章であなたが獲得したものを長期的に維持する方法を検討します。

　いかがでしょうか？　この時点であなたにあらかじめお伝えしておかなければならないことがあります：**本書を読むだけでは，あなたのためこみの問題は解決しません。**最初からこんなことを読むとあなたは失望してしまうかもしれませんが，われわれは正直に，本書を使うことでできることとできないことを理解してもらうことが重要だと考えています。本書は，ためこみの問題を理解するために必要な情報を提供し，打ち勝つためのツールを提示するガイドです。やるかやらないかはあなた次第です。あなたの所有物に対するコントロールを取り戻すために，あなたが取り組まなければなりません。**本書はロードマップで，あなたはドライバーです。**

　あなたのためこみ状態をコントロールすることは，大変な作業です。われわれは，このプロセスが簡単だった人に会ったことがありません。ほとんどの人は，長い時間をかけてためこみの問題が現在の状態になったわけですから，一晩で改善はしません。加えて，このプロセスは，必ずしもここちよい体験ではないでしょう。われわれは，あなたがプログラム全体に非常にやりがいを感じ，結果から多くの満足感を得ることを願っています。しかし，このプログラムは，体験したくない不快な感情と考えをもたらすときもあると思います。本書を窓から投げ捨ててしまいたくなるときさえあるかもしれません！　これは，このプロセスのなかで"普通"におこりうることで，取り組んでいくなかで，いろいろな

感情を抱いても大丈夫です。一生懸命に取り組み，あなたの目標から視点を外さず，本書のプログラムに沿っていくのであれば，あなたはやれます！

　もう1つこころに留めておいていただきたいことがあります。所有しているモノに対する考え方とそれらについての決断の方法を変えることが最終的な目標（ゴール）だということです。自宅の乱雑な状態をなくすことはプログラムの一部ですが，所有物とのかかわり方を変えることは，この取り組みを成功に導きます。そうすることで，あなたのライフ・スタイルの一部が変化し，本書をやりとげた後でも長い間，その変化は続きます。本書は，あなたがこの旅をスタートできるように作られています。

　最後に，**1つの方法がすべてに合うというわけではない**ことを憶えておくことが重要です。人はさまざまな理由からモノを入手したり保存していますから，改善のためにはこれまでとは異なる方法を使う必要があります。加えて，本書を読んでいる人のなかには，軽度のためこみの問題をもつ人から，かなり深刻で疲れ切った状態の人までさまざまでしょう。すべての人に完璧に合う本を書く術はありません。あなたにいくつかのエクササイズをしてもらい，うまくいくことが保証できるようなシンプルな解決策であればいいのですが，もちろん，そんなに単純ではありません。

　本書では，ためこみ状態に対する取り組みに必要な枠組みをお示ししますが，これは柔軟かつこれまでとは異なることにチャレンジしながら，あなたの進捗状態に合わせてプログラム内容を臨機応変に変えていくというわれわれが用いている方法です。本書を使用していると，あなたに合わない部分があるかもしれませんが，これはまったく構いません。よければ参考のためにそれらの箇所をざっと読んでください。ただ，あなたの生活で問題視していることに合致する部分では，特に注意を払い，そのエクササイズに特に取り組んでください。

2　誰が本書を読まなければならず，どのように読んでいけばいいのでしょうか？

　われわれはためこみ状態にかかわっている幅広い層の人たちに役立つように，本書の情報を意図してまとめています。われわれのお会いしたためこみの問題をもつほとんどの方々のように，あなたが当事者であるならば，自ら選んでためこみの問題を抱えているわけではなく，現在の状態に強い困り感を抱いていることでしょう。あなたは状態をよくしたくても，ただどこからどのように始めればよいのかがわからないだけなのです。

　まず，お祝いから始めましょう！　あなたが本書を購入したことは，この問題に打ち勝つための最初のステップで，大きな一歩です。多くの人たちは，現在のあなたの状態まで1度もたどり着いていません。ただ，本書はためこみ状態に関してあなたが購入した1冊目でないかもしれません。自宅の片づけと整理法に関する書籍が，大量の所有物の山に追

加されるだけになっている多くの人たちに，われわれは出会ってきました。本書が，この話題に関しあなたが購入する最後の本になることをこころから願っています。では，本書は他の書籍と何が異なるのでしょうか？　あなたが今まで読んだかもしれない多くの書籍と違って，本書の情報は入手可能な最善の科学に基づいています。ためこみ状態を完全に理解するまでには長い道のりがまだまだありますが，本書の方略は，アメリカ国立衛生研究所（NIH）からの研究資金を受けたわれわれの研究プロジェクトのなかで分析された"ロードテスト"に基づいています。われわれが本書を執筆している間にも，ためこみに関する理解と特徴などを明らかにする研究は進んでいます。素晴らしいニュースは，ボストンとハードフォードおよびノースハンプトン地区で，われわれの臨床研究に参加したほとんどの人たちが大幅な改善をしていることです。本書のヒントと方略は，われわれのところを訪れた人たちがうまくいったことに基づいています。

　もちろんあなた1人で本書を活用できますが，ここ数年の間に**"片づけられない自分が気になるあなたへ：ためこみ症のセルフヘルプ・ワークブック"**を使った小グループでの取り組みが始まっています。この取り組みは本書の英語のタイトルの頭文字をとって"BITワークショップ"として，現在アメリカ国内のさまざまな地域に拡大しており，類似した方法を用いた個別の心理療法とほとんど同じくらい効果的であることが検証されています。あなたが，ためこみの問題で援助を必要とする人や仲間をみつけたい場合は，BITワークショップ作りを考えることをお薦めします。BITワークショップは，非常に構造化されたスケジュールで進められます。各セッションでは，本書の各章に焦点が充てられ，そのなかのエクササイズに全員が取り組みます。BITワークショップには専門家はいませんが，ファシリテーターの役割を担う人がいます。ためこみに関するワークショップのファシリテーターとして知っておくことは，国際強迫症財団のホームページからファシリテーター・ガイドを無料でダウンロードすることができます。このガイドは**"BITワークショップ運営：ファシリテーター用マニュアル"**として，ためこみの問題をもつ人たちのために書かれています。

　あなたのご家族や友人にためこみの問題をもつ人がいる場合にも，本書は役立ちます。われわれはあなたと同じような多くの方々から話を伺い，ためこみ状態にあるご家族や友人をみているのがどれほど辛く，何もできないことにどれほど苛立ちを覚えるかがわかっています。明確な人数はわからなくなってしまいましたが，何百人，いやおそらく何千人という人たちが，「母（父，娘，弟など）は山ほどのがらくたを持っ

Treatments That Work™の書籍（Oxford University Press）
Steketee, G., & Frost, R. O.（2007）. Compulsive hoarding and acquiring: Therapist Guide（五十嵐 透子訳（2013）. ホーディングへの適切な理解と対応　認知行動療法的アプローチ：セラピストガイド, 金子書房）
Steketee, G., & Frost, R. O.（2007）. Compulsive hoarding and acquiring: Workbook（五十嵐 透子訳（2013）. ホーディングへの適切な理解と対応　認知行動療法的アプローチ：クライエントのためにワークブック, 金子書房）

ていますが，問題があるとは決して認めません。家族全員がこれについてどれだけ言っても，会話はいつも言い争いになってしまいます。がらくたをどうにかするようにどう説得したらいいのでしょうか？」といった質問への回答を求めて，われわれにコンタクトをとって来られました。あなたが助けたいと思うことは素晴らしいことで，われわれはあなたの役に立ちたいと思っています。

　本書の読者には，ためこみの問題をもつ人たちと一緒に取り組むメンタルヘルスの専門家やプロの清掃・整理団体の人たちも含まれます。多くのみなさんにとって，日々の実践活動のなかで"ためこみ状態"は特別難しい状態を意味していたでしょう。「うつ病の治療を長年してきましたが，一言もためこみのことを語られることはなく，まったく知りませんでした。クライエントはどうして話してくれなかったんでしょうか？」や「本機関では，ある人の自宅の外にあるがらくたに関する不満の訴えを受けますが，どれだけ話をしても，当人はがらくたに対し何かすることに躊躇しているようなのですが……」といった質問を受けます。本書がためこみに関しわれわれが理解していることと，われわれのクリニックでどのように治療しているかをみなさんに提示し，みなさんの見識が深まることを願っています。あなたがメンタルヘルスの専門家であれば，本書に含まれていない認知行動療法（cognitive behavior therapy：CBT）の方略が書かれているセラピスト・ガイドが役立つでしょう。

　知りたいことや本書をどう使うかは，あなたの立場で異なります。あなた自身がためこみの問題をもっているのであれば，これ以降の章は，あなたがためこみ症をもつかどうかを判断するのに役立ちますが，いくつかの選択肢があります。第1の選択肢は，ためこみを克服するために，本書だけを使うことです。それでもまったく問題なく，最初の試みとして理にかなっています。ただ，この方法がそれほどうまくいかない場合には，BITワークショップの利用を考えてみてください[注]。BITワークショップに最近参加した1人は「最初に本書を読んで，がらくたの片づけに張りきりました。でも，サポート・グループで本書をもう1度読んですべてのエクササイズをやってみたら，自己理解が深まりました。いくつかのスペースの整理はまだ取り組んでいませんが，でも変わりました」。これは，あなたが取り組み続けていけば，成し遂げられる成果です。第2の選択肢は，心理職[臨床心理士や公認心理師]，精神保健福祉士，精神科医，精神科専門看護師などのメンタル・ヘルスの専門家からサポートを受けながら，本書を使うことです。筆者の2人（Gail Steketee と Randy O. Frost）は，本書と同じプログラムに沿った専門家を対象とした治療マニュアル（セラピスト・ガイド）と付随しているクライエントへのワークブックを出版しています（15ページを参照）。あなたは，専門家に本プログラムに沿って行ってもらうように提案もできます。本プログラムを行っている間に専門家からの援助を得たい場合

訳者注1）残念ながら，国内ではこのような支援体制はまだ確立していませんが，日本認知・行動療法学会をはじめ，CBTを専門にした臨床家を探すことはできます。

は，国際強迫症財団（www.ocfoundation.org/treatment_providers）やアメリカ行動認知療法学会（www.abct.org Find a Therapist をクリックする）のホームページが有効な資源で，セラピストを見つけることができます[注1]。

3　どのように，この本全部を読みこなせばいいのですか？

　他の人に頼らないで自分独りでプログラムを始めることは，気持ちが萎えやすいでしょう。そして，あなたがためこみの問題をもつ多くの人たちのようであれば，注意力を維持し長時間集中することがいかに難しいかに気づいているかもしれません。心配しないでください。われわれはできるだけ簡単に進められるように最善を尽くしました。その1つ目として，科学的な専門用語や統計，引用などを書かないようにしています。本書は科学的研究結果に基づいて書かれていますが，科学的知識をもたない人たちにとっても読みやすいように，意識して詳細を含まないようにしてあります。2つ目は，内容が繰り返されていますが，これは意図的なものです。数十年の研究結果から，人は1度以上読むと学びが深まることがわかっていますし，それは集中力に課題がある人にとって特に効果的です。本書のすべてを暗記しようとしないでください。重要点は，いろいろな文脈で繰り返し書かれています。

4　あなたたちは，わたしの大切な所有物すべてを放り出させるのですか？

　そんなことはありません。まず第1に，あなたに何かするように仕向けることはありませんし，たとえわれわれがそうしたくてもできません。われわれは，人の自律とコントロールを強く尊重します。あなたの所有物はあなたのものですし，あなたしか所有物をどうするか決められません。第2に，ためこみ関連のテレビ番組ではモノを捨てることを強調しており，処分することに焦点を当てることは簡単ですが，それは全体のなかの一部でしかないとわれわれは考えています。あなたの自宅がモノであふれていると，所有物から楽しみを得ることは困難です。好いモノであっても他の大量のモノの下に置かれたり埋まってしまっていれば，見つけだすことは難しいはずです。面白いモノを見つけたとしても，それを楽しむための十分なスペースがないかもしれません。あるいは，長い間山積みのなかに埋まっていたので，どれだけ良質のモノであったとしても，劣化してしまっているかもしれません。そのため，重要なことは，**あなたがもっとも価値を置くモノのために自宅にスペースを作ることです**。本書の主な目的は，あなたが保存や保管しているモノを飾ったり楽しめるようにすることです。それには本プログラムが役立ちます。

5　専門家の援助は，どのようなときに必要ですか？

　明確な原則はありません。専門家の支援を求めることは，非常に個人的な決断であり，1人ひとり異なる決断基準をもっています。われわれの考えはあなたの基準とは異なるかもしれませんが，少なくとも以下の3つのうち思いあたることがあれば専門家に相談した方がいいでしょう：

- (a)　問題が，自分であるいは友人や家族の助けを借りてどうにかするにはあまりにも圧倒的である場合
- (b)　本書の方法が役に立たないように思える場合
- (c)　不安や抑うつ状態などの他の精神面での健康の懸念が，ためこみの問題を克服するのに邪魔になっているように思われる場合

　以下に，いくつかの異なる治療とこれらを提供できる人たちについて説明します。

心理療法・カウンセリング

　典型的な"トーク・セラピー［話し合いを中心とした心理療法］"は，ためこみの問題をもつ人には特に効果的ではないようです。しかし，われわれは心理療法のなかでも認知行動療法（cognitive behavior therapy：CBT）がためこみの人たちに役に立つというエビデンス［科学的に検証された研究結果］を得ています。何がCBTの特徴的なことでしょうか？　CBTは他の心理療法やカウンセリングとは異なり，非常に積極的に問題解決に焦点を充て，あなたとセラピストが一緒にどのように所有物を仕分けて分類し手放すのかを学んだり，所有物についてあいまいにしないでよく考えて，モノを入手したい衝動をコントロールすることを行います。われわれのクリニックと臨床研究では，所有物への対応の仕方を援助するために，セラピストはその人の自宅訪問さえします。われわれはためこみ状態の人たちへのCBTの効果を研究していますが，治療を受けた大部分の人たちがクラッターの量と感情面でかなりの改善を示しています。ただ，ほとんどの人たちは改善し心理療法の結果に満足していましたが，それでもまだ世間一般の人よりも多

アメリカ心理学会：http://www.apa.org/
電話 800-374-2721, 202-336-5500
アメリカ不安障害協会：http://www.adaa.org/
電話 240-485-1001
アメリカ行動認知療法学会：http://www.aabt.orh/
電話 212-647-1890
Council on ソーシャル・ワーク教育：http://www.cswe.org/
電話 703-683-8080
ソーシャル・ワーカー協会：http://www.naswdc.org/
電話 202-408-8600
国際強迫症障害財団：http://www.ocfoundation.org/
電話 203-401-2070

くのモノを整理されないままに所有しており，この問題に取り組み続けなければなりませんでした。CBT は通常，研修を受けた心理職や精神科医，あるいはそれ以外のメンタル・ヘルスの専門家が行いますが，すべての専門家が CBT を行うわけではありません。

　CBT が専門で，ためこみ状態への治療経験をもつかどうかを明らかにすることが重要です。残念なことに，ほとんどの臨床家はまだためこみの問題への治療経験をほとんどもっていませんが，CBT に熟練していて，本書や前述したセラピスト・ガイドを活用すれば，ためこみをしている人たちと長い道のりを共に歩み，助けることができるでしょう。現時点でためこみの治療をするセラピストをみつける最適な場所は，国際強迫症財団とアメリカ行動認知療法学会のホームページで，双方向性のサイトにあなたの地域のセラピストを探せるページが含まれています（左に国内の関連学会の情報を挙げてあります）。

> 日本心理臨床学会：http://www.ajcp.info
> 電話（03）6273-4061
> 日本不安症学会：http://jpsad.jp/
> fax（03）6380-9675
> e-mail：office@jpsad.jp
> 日本認知・行動療法学会：http://jabt.umin.ne.jp/j/info/index.html
> 電話（03）6267-4550

薬物療法

　今までのところ，ためこみ症への薬物療法については，ごくわずかな研究しか行われていません。もっとも妥当な選択は，強迫症（obsessive-compulsive disorder：OCD）の治療に使用される薬です。特に，クロミプラミンのようなセロトニン再吸収阻害薬（SRI）とフルボキサミン，フロキセチン，セルトラリン，パロキセチンのような選択的セロトニン再吸収阻害薬（SSRI）が含まれます。いくつかの新しい研究で，複数の SSRI がためこみ症に効く可能性が示されていますが，他の研究では，これらの薬は強迫症のようにはためこみ症に効果的ではないことが示されています。

プロフェッショナル・オーガナイザー［オーガナイズ専門団体］ [注2]

　重度の精神面での健康問題には，経験のある専門家からの治療が必要であることを憶えておくことが大切です。加えて，プロフェッショナル・オーガナイザーは“あなたのチーム”にとって非常に役に立つメンバーでありえるとわれわれは考えています。プロフェッ

訳者注2）国内では，大阪に一般社団法人　日本ライフ・オーガナイザー協会（Japan Association of Life Organizers: JALO）が 2008 年に設立されています。事業内容には①オーガナイズ，オーガナイザー，片づけ・整理・収納に関する総括的な調査研究，情報収集及び情報提供，②オーガナイズ，オーガナイザー，片づけ・整理・収納に係る普及啓蒙活動，③ライフ・オーガナイザーなどの人材育成事業および資格認定事業，④アメリカをはじめとする海外のプロフェッショナル・オーガナイザーの紹介，情報提供，⑤会報，出版物及び教材の発行，⑥その他目的を達成するために必要な事業，などが含まれます。
　　　http://jalo.jp/　電話：（06）4708-8418

ショナル・オーガナイザーが用いる"慢性的に片づけられない状態"の概念は，ためこみ症と多くの点で似ています。特にためこみ状態を専門にしたプロフェッショナル・オーガナイザーの1つにChallenging Disorganization協会があります。この領域を専門とするプロフェッショナル・オーガナイザーは，あなたの自宅の所有物をオーガナイズし，その状態を維持する方法をみつけてくれる最適な専門家です。実際，われわれの治療で用いているいくつかは，プロフェッショナル・オーガナイザーの活動から取り入れています。

> プロフェッショナル・オーガナイザー[オーガナイズ専門団体]が用いる"慢性的に片づけられない状態"の概念は，ためこみ症と多くの点で似ています
> Challenging Disorganization協会は，慢性的無秩序の兆候として，以下の特徴を挙げています：
> - 必要以上にあるいは楽しさを越えた大量のモノや書類，所有物を蓄積している
> - モノと離れ，手放すことが難しい
> - 広範囲にわたる関心と未完成のプロジェクトが多くみられる
> - 行動をとるのを思いださせる視覚的"サインやキュー"が必要である
> - 簡単に注意が逸れたり失う傾向をもつ
> - 時間管理スキルが乏しかったりうまくない

段階的治療（ステップド・ケア）

　医師と研究者は，**段階的治療**と呼ばれる方法に関心を向け始めています。段階的治療は，比較的容易で安価な治療の1つから始めて，必要なときだけさらに集中的な治療を行います。多くの人にとってこの方法は，問題に対する非常に賢明な方法で，最初にやさしいものを試み，それがうまくいくかどうかをみて，うまくいけばより複雑な方法を行います。本書は段階的治療プログラムの大きな最初のステップになりえます。われわれは，これまでの経験から本書のプログラムが，多くの人たちに役立つものですが，すべての人に効果的でないことをわかっています。そのため，あなた自身の段階的治療プログラムを考える方法を以下に挙げました：

1. あなた独りであるいは友人や家族の助けを借りて，本プログラムを試してください。あなたに何がうまくいき，何がうまくいかないかに関し細心の注意を払ってください。
2. 本プログラムがためこみの問題に十分に対処しているようであれば，素晴らしいです！ それを続けて，ご自分を祝福してください！ 現段階では国内には，ためこみ症に関するサポート・グループはまだできていませんが，本書に沿って進められるBITワークショップの効果がアメリカ国内では示されており，開催場所が拡大しています。
3. 最善を尽くしかなりの時間を費やした後で，ためこみの問題がまだよくなっていない場合でも，絶望しないでください。おそらく次のステップに進んで，専門家に相談する時期がきたということです。ただこの場合であっても，本書で基礎固めができているので，セラピストやオーガナイザーと取り組みやすくなっています。

6 第2版で新しいことは何ですか？

　ためこみ症に関する理解と対処する方法は絶え間なく進展し続けています。前述したように，第1版の出版後，ためこみの話題は一般の人々の関心と学術的関心の両面において，驚異的な展開がみられています。それらを踏まえ，第2版では，改訂されたDSM-5のためこみ症の診断を加えました。これらの診断基準は第2章に含まれています。それ以外には，第1版の読者でBITワークショップの参加者にインタビューをして，わかりやすかった点とわかりにくかった点を明らかにしました。そして，わかりにくいと指摘された箇所をより明らかにすることを試みました。また，ためこみ症に何が効果的で，どこに改善の余地があるかに関し，われわれの臨床研究から明らかになった情報も含めました。加えて，あなたが取り組む優先順位に“安全性”を選び，モノを保存するあなたの理由を理解するのを助ける実験を行いやすくするための自己評価ツール（第3章参照）を改善しました。さらに，ためこみ症の克服を足止めする要因について——本書では“悪玉”と呼んでいます——より多くのことを学び，完璧主義，ストレス，時間管理の問題など心理面での課題により重点を置いて追加しています（第4章参照）。また，達成可能な目標を設定し，あなたの持久力を徐々に高めるための要因——本書では“善玉”と呼んでいます——にさらなる方略を加えています。第6章には，ためこみ症が脳機能とどのように関連しているのかに関し，われわれだけでなく他の研究者の最新の研究結果も含めて概説しています。これらの改訂は，ためこみ症に関する入手可能な最新情報をあなたが手にして，ためこみ症に打ち勝つための最善の方略を横道に逸れずに使い続けるために行いました。これらの改訂があなたのお役に立つことを願っています。

第**2**章

"ためこみ症" とはどのような状態ですか？

　過去50年，世間一般の人々が所有する品物の数は劇的に増加しています。近代化は消費，保存，モノの入手に基づいています。蓄積する人が増えるほど，経済的には国はさらに繁栄します。多くの人たちにとって，所有物を管理することは別段難しくありません。実際，ほとんどの人は喜びをみいだします。必要なモノを購入し（時々は，買い過ぎることもあるでしょうが），不必要なモノを捨てたり，再利用に回したり，売却したりします。利用できる生活スペースに応じて持ち物の量も加減します。一軒家の自宅に住んでいる人は，アパートに住む人たちよりも多くの品物を購入し，とっておく傾向があります。生活空間が多数のモノでいっぱいになった状態［クラッター］で不快になり始めたら，通常は住みやすい状態になるようにモノを減らします。

　しかし，モノの入手に抗うことが難しく，あまりに多くの所有物を保存し続ける人たちがいます。モノでいっぱいになり，乱雑な状態［クラッター］が生活に問題を生みだし始めるまで，モノをためこみ続けます。家族や友人は，自宅がどのくらいモノでいっぱいになり散らかっているかについて文句を言い始め，時には口論にすらなります。他の人たちの指摘に同意するかもしれませんし，しないかもしれませんが，変えたいと思っても，どこから始めていいのかわかりません。モノを手放す予感に圧倒され脅されるように感じます。言うなれば，人が所有物を所有するのではなく，むしろ所有物が人を所有するという状態になります。

　自分のことを言われているように思いますか？　もしそうであれば，あなたはためこみ症で苦しんでいるのかもしれません。アメリカ精神医学会が出版した最新の診断基準のDSM-5では，以下の診断基準を満たした場合に，ためこみ症であるとしています：

1. 実際の価値とは関係なく，所有物を捨てること，または手放すことが持続的に困難である
2. 品物を捨てることについての困難さは，品物を保存したいと思われる要求やそれらを捨てることに関連した苦痛によるものである

　ためこみ症の人は，所有物を処分したり，寄贈したり，リサイクルに回したり，他の方

法で"手放すこと"が困難です。彼らにとって，所有物は特別な意味をもっています。ある人たちにとって，品物は見逃すことができない秘めた可能性を示しています。他の人にとっては，品物は離れがたい旧友のように感じます。さらに別の人は，品物を処分することはモノを無駄にすることにつながるのでないかと心配します。所有物と別れることが可能なことも時折ありますが，"別れのプロセス"は入念で，時間もかかり，不快な感情を伴うために，自宅はモノでいっぱいになってしまいます。品物が家に長居し過ぎると，決断のときがきても圧倒されてしまい，それをとっておきたい衝動が，一掃したい衝動を上回ってしまいます。

　ためこみ症の定義には，さらに"実際の価値に関係なく"品物を保存することが明記されており，これは重要な点です。最近まで，ためこみ症は"価値がなくなり，使い古した"品物の破棄ができないだけであると，精神科医と心理学者は誤って考えていました。われわれの研究で，これは事実ではないことがわかっています。ためこみの問題をもつほとんどの人は，**品物の実際の価値にかかわらず**，ほとんどすべての所有物を手放すことが困難です。われわれの研究対象となった多くの人たちのクローゼットは，値札がついたままの衣類や，購入時の包装されたままの未使用の家庭電化製品でいっぱいです。ためこみの問題をもつ人たちは，多くの場合，他の人たちが考えないような価値を品物にみいだしますが，所有物の実際の価値ではなく所有物の量と整理の仕方が問題の本質です。

　ためこみ症の３つ目の基準は：

3. 症状による品物の蓄積の結果，活動できる生活空間が品物でいっぱいになり，取り散らかり，実質的に本来意図された部屋の使用を妥協せざるをえなくなる

　多くの人の家や部屋は取り散らかっています。ほとんどの人たちの自宅は，少なくともある程度散らかっているのが普通です。特に欲しかったり必要でないモノでも，何らかの理由で処分したり片づけないこともあります。われわれは，自宅の整理整頓や清潔さに100％満足している人をあまり知りませんし，筆者自身もそうではありません。しかし，大きな違いは，一時的に"散らかっている"状態でも，本来の意図通りに自宅を使用できます。それとは対照的に，ためこみの問題をもつ人たちは，自宅の一部や全部がモノでいっぱいになり散らかっている状態なので，意図したように使用できないと語ります。たとえば，ためこみの問題がある多くの人たちは流し台やガスレンジ，食卓がモノでいっぱいなので，台所で料理をしたり食事を摂ることができないと話します。品物がイスや机などの家具の上，床などに溢れているので，居間でくつろいだりお客さんを呼べません。ベッドの上に衣類が山積みになっているので，ベッドで寝ることができないと語る人もいます，あるいは，浴槽やシャワールームでさえモノで溢れているので入浴ができないと言う人も

います。これらの生活スペースは，その場しのぎの倉庫としての空間に変えられてしまい，家はコメディアンのジョージ・カーリン（George Carlin）注3）の「まさしく，モノをおおうがらくたの山」の状態です。

4つ目の診断基準は：

4. ためこみは，臨床的に意味のある苦痛，または社会的，職業的，または他の重要な分野における機能の障害を引き起こしている

前述したように，ためこみ症の主要な特徴の1つは，モノでいっぱいになり散らかっている非常にひどいクラッター状態なので，家の一部を倉庫以外の目的で使用することができないことです。個人の生活の質（quality of life：QOL）が著しい被害を被っていることも想像に難くありません。もしあなたが自宅で料理，食事，睡眠，あるいは歩き廻るのに途方もない

> ためこみ症の主要な特徴の1つは，大量の散らかりが非常にひどいので［クラッター］，家の一部を倉庫以外の目的で使用することができないことです

困難さを感じるようであれば，ネガティブな感情しか抱かないでしょう。これが，ためこみ症と大量の品物を収集する他の行動（たとえば，コレクター）との違いです。所有物の数や量以上に，大量のモノで乱雑な状態になり，生活が妨げられている度合いの方が，ためこみ症の場合重要です。ためこみ症は，火災や転倒，呼吸器系の問題や他の健康面で，かなり危険な問題を引き起こします。ためこみ症は，歩くことに支障があり，転倒したときにひどい怪我を負う危険性がある高齢の人たちにとって，特に問題となるでしょう。

以下の4つは，ためこみ症の主要な診断基準です：品物を手放すことの難しさ，品物の保存や保管に対する強い衝動，クラッター［大量の品物が散らかった状態］，苦悩や機能障害。加えて，DSM-5には，存在するかしないかを同定すべき2つの"特記事項"が含まれています：

1. **過度のモノの入手**：ためこみ症の人たちは，どれだけ一生懸命に試みても，頻回にモノを入手する行為を止めることができません。あるときには，店やガレージ・セール，フリー・マーケット（不用品即売会）で必要以上に購入します。またあるときには，余分な新聞，広告，あるいは道路脇のごみ箱や集配所に捨てられたモノなど，"無料"

訳者注3）アメリカ人のコメディアン（1937-2008）で，社会評論，俳優業，作家業を行い，コメディのアルバムで5回のグラミー賞を獲得しました。ブラック・ユーモアや政治関係の評論，心理学など，タブー視される話題をテーマにしていました。

ためこみ症の人たちのほとんどは，どれだけ自分で努力しようと，モノの入手（収集）を止めることができません

のモノを持ち帰ります。ためこみ症の人のなかには，モノを手に入れたい衝動を満たすために盗みをすることがあります。モノを集めることは，"買い物療法" の形態をとり，買い物と品物の入手はネガティブな気分を和らげたり，不快な考えから気を逸らす効果をもたらします。好きな品物や買い得品をみつけて購入することで喜びや満足感を得る人もいますが，十分なお金がない場合や，手に入れた品物の数に対して，自宅内での保存や保管スペースの広さが充分ではない場合には問題になります。

2. **内省の乏しさ**：すべての人ではありませんが，ためこみ症の問題をもつ人たちのなかには，自分たちの問題の深刻さを理解するのが難しい場合があります。自分以外の誰もが，このことについてどうしてそんなに騒ぎ立てるのかと，純粋に疑問を抱きます。その結果，モノでいっぱいになり散らかった状態［クラッター］で危険になっても，他の人が介入しようとすることを拒むことがよくあります。ためこみの問題の深刻さに対する認識の欠如は，手助けしたいと思っている家族や友人を特にイラつかせることがあります。

1　この問題はどのくらいひどいのでしょうか？

　ためこみ症は軽度から生命を脅かす状態まで重症度に幅があります。ためこみ状態の個人差をわかりやすく説明するために，2人の事例を紹介したいと思います。この2人は，われわれがお会いして臨床と研究活動を通して対応してきた何人かの人たちの経験に基づく架空の人物です。

　■ヘレンは，55歳の女性で，自分自身をいつも "モリネズミ［パック・ラット：種々雑多な無用の長物をため込む人］" と描写しています。将来必要になるかもしれないので，念のためにモノを保管する傾向があり，いつも家のなかにこれらのモノを積み上げていました。しかし，家の状態は8年前に離婚した後からひどくなったと語りました。現在，ほとんどすべてのモノを捨てることが難しくなっています。クレジット・カードの広告や寄付の募集などのダイレクト・メールが届くと，重要なモノかもしれないので，それらを捨てることができません。封筒を開けて，中身が何であるかを確認しようと思いますが，山積みが大きくなればなるほど圧倒されてしまいます。散らかった山積みの状態を目にすると，非常に悲しくなり疲れを感じ，それに対処する気持ちになりません。

彼女の成人した娘さんが最後に来たときは，紙類や衣類，容器や他の品物が不安定に積み重なった周辺を歩き廻ることが難しく，通り抜けるように家のなかをどうにか移動するしかない状態になっていました。それに過去数年間にわたり，バーゲン・セールの誘惑に抗うことが難しいという問題も加わっていました。たとえば，衣類の大幅値引きのような掘り出し物をみつけると，もしそれを購入しないと絶好の機会を失うように感じました。現実には，購入した何枚もの服を1度も着たことはなく，寝室の山積みのなかにしわくちゃになったままであることがよくありました。

■ビルは40歳の男性で，所有地の状態に対し近所から数多くの苦情を受けていたので，居住する町の社会福祉機関からわれわれのクリニックに紹介されてきました。家の外は壊れた状態のまま古くなったモノやさびた車，庭には壊れた電気器具が散乱していました。われわれに「わたしはいつも値打ち品に目を光らせています」と語りました。ビルは空き時間のほとんどをフリー・マーケットやディスカウント店，廃品置き場を見て廻り，特価品を探すことに費やしていました。彼の計画は，これらの製品を修理して家族にプレゼントしたり，収益を得るために売却することでした。しかし，品物を収集し続けている20年の間に，売却したモノは何1つとして思いだせず，プレゼントしたモノもいくつかだけでした。代わりに，入手した品物は自宅の巨大な山積みの上に投げられていました。セラピストがビルの家を初めて訪問したときには，古い家具で一部が塞がれているドアの隙間から無理やり押し入らなければなりませんでした。家のそれ以外の入口はすべて完全に塞がれており，使えませんでした。家全体が，ほぼ床から天井までモノで埋まっており，ビルは，家のなかでは積み上げられた所有物に沿った狭い通路を歩くほかありませんでした。何部屋かは，モノが積み上がった壁で完全に塞がれていました。家のなかは，腐った食べ物のような臭いがして，虫がブンブン飛び回っていました。自宅内のガス台や冷蔵庫などの多くの家電製品は，使われていないだけでなく，何年も前に壊れており，家は山積みになった大量の所有物のために，修理をする人すら立ち入ることができない状態でした。

　ヘレンとビルは，基本的には同じ"ためこみ症"の問題をもっていますが，非常に異なった形で表現されています。ヘレンの問題は彼女の離婚歴や年齢を考慮すると穏やかな方ですが，ビルの問題はもっと重篤です。ヘレンのためこみ行動は，将来それらが必要になった場合に手元にないことへの恐怖感のために，モノを処分することが難しいという特徴でほとんど説明できますが，ビルの行動は，入手したモノをどのように活用するかについての非現実的な信念に基づいて，モノを過度に入手することに集中しています。ためこみ症の特徴を説明するために，本書全体を通してヘレンとビルがどのようにためこみの問題に取り組んだかを取り上げていきます。

2 ためこみ状態の自然経過はどのようなものでしょうか？

　われわれは，ためこみの問題をもつ成人の方を対象に大規模調査を行いました。ほとんどの人がためこみに関連する行動に最初に気づいたのは非常に早い段階で，小児期や思春期早期であることにわれわれは驚きました。たとえば，ある人たちは，早くから"貯蓄家（セーバー）"や"収集家（コレクター）"であったことを思いだしました。時折，非常に辛い，あるいはトラウマティックな体験後にためこみ行動が始まっていました。ある女性は暴行された2階の寝室にバリケードを築き始め，徐々に廊下，隣の部屋，そして家の他の部分に所有物の山を作り，塞ぎ続けました。しかし，別の人には，ためこみ状態のきっかけとなる明らかな出来事はありませんでした。多くの場合，保護者と一緒に暮らしている間は，保護者が問題をコントロールするのを助けるという実態も手伝い，成人するまで深刻なクラッターの問題には拡大していませんでした。

いくつかの科学的エビデンスは，ためこみ状態には遺伝的要素が影響する可能性を示唆しています

　ジョーンズ・ホプキンズ大学の研究者たちは，ためこみの問題が家族内で代々みられることを報告しました。多くの人たちは，1人かそれ以上の親族（親，兄弟姉妹，伯母や叔父，祖父母など）にモリネズミ［パック・ラット：種々雑多な無用の長物をため込む人］かモノを捨てることが難しい人がいると話します。いくつかの科学的エビデンスは，ためこみの状態に遺伝的要素が影響する可能性を示唆しています。これはためこみが遺伝することを意味するので，なすすべがないのでしょうか？　そうではありません。第1に，目の色が遺伝するのと同じように，ためこみ行動が遺伝することはとても考えられません。それ以上に，一定の脳の特徴や気質的要因が遺伝することもあるかもしれませんが，これらの人たちにとって発症しやすい環境であればためこみの問題が発現**しやすく**なります。しかし，これはためこみ症そのものが遺伝することと同じではありません。第2に，遺伝的影響は宿命ではないことを憶えておくことが大切です。ためこみ症の身体的あるいは遺伝的特性にかかわらず，あなたはこれを克服することを学ぶことができます。

　ためこみ症を発症した人が実際どのくらいいるかを推定するために，いくつかのコミュニティを対象にした大規模調査が実施されています。5％，つまり20人に1人！　の割合という最初の結果を読んだとき，われわれは愕然としました。この推計が正確であれば，アメリカ国内では1,500万人以上，ヨーロッパ連合では2,500万人以上，全世界では3億4,800万人以上［日本国内には600万人以上］になります。ためこみ症は，世界的にもっとも一般的な精神面での健康問題の1つです。ためこみの問題があるのは，あなただけではありません。

3 ためこみ症の特殊な状態

内省・洞察

　ためこみ症の多くの人たちは，この問題によってひどく苦しめられています。自分の所有物の保存や保管状態が過剰であることを認識しており，それについて恥ずかしく思い，何とかしたいと望んでいます。しかし，前述したように，この問題がどのくらい深刻かに関し驚くほど認識が欠如している人たちもいます。なかには非常に大変な状態であるにもかかわらず，「何がそんなに重大なことなんでしょうか？　これは乱雑ではありません」や「まったく必要のないモノなんて，家には何1つありません」と話す人もいます。あるいは，問題があるのを時折認めても，他のときには何も悪くないと断言します。多くの場合，われわれに連絡をしてくるのは，ためこみの問題をもつ人たちのご家族です。大切な人がためこみの問題を認めることができないか，認めようとしないために，家族が途方にくれることがよくあります。本書をここまで読んできたあなたであれば，ためこみ状態がほんとうに問題であることにある程度気づいているでしょう。しかし，他の多くの人たちのように，この状態を治すことにいくらか相反する気持ちを抱いているかもしれません。この点に関しては第4章と第6章でさらに説明します。

無秩序

　過剰な品物の入手とモノを手放すことが難しいことに加え，ためこみ症の人たちは整理された方法で所有物を保管や保存することにとても苦労します。多くの人は，リネン類は押入れやクローゼットに，食品缶は食品棚に，源泉徴収関連書類はファイル用の引き出しにと，所有物をカテゴリー別に整理します。しかしためこみの問題をもつ人たちは，所有物を整理するためにカテゴリーを使いません。たとえば，源泉徴収票を山積みの一番上に置き，少しだけ見えるようにしておくかもしれません。これは思いだすためのきっかけ（リマインダー）となり，あなたが必要なときに見つけることができるといくらかの自信をもつことができます。しかし，残念ながら結果的には，山積みのなかに重要なモノと重要で

家族と友人のための事実資料1：家族や他の人たちへの言葉

　本書を読んでいるみなさんのなかには，大切な人がためこみの問題をもっている人も多くいるでしょう。多くの場合，愛する人は自分に問題があり，それに対し何かする必要があることについて，ご本人も同意しています。しかし，多くのみなさんにとって，愛する人はスマートで論理的かつ合理的であるかもしれませんが，この問題については否認したり過小評価をしているかもしれません。これはご家族にとって腹立たしいことです。われわれはいったいどのくらいのご家族から訊ねられたかを思いだせませんが，激怒しながら「彼女にはこのとんでもなく散らかった状態が見えないのですか？」や「どうしてこの滅茶苦茶な状態をきれいにしないんですか？」との質問を受けます。本書の後の方で，大切な人にためこみの問題についてどのように話すか具体的な方法をいくつか提案します。現段階では，大切な人の否認や過小評価はためこみの問題の一部で，ためこみ状態に共通する特徴であることを認めてあげてください。

ないモノが無秩序に混在した状態になります。時間が経つにつれ，新しい所有物はその前の山積みの層の上を覆っていくので，あなたには山積みのなかのどこに何があるのかの漠然としたメンタル・マップだけが残されます。このような整理の方法は，視覚と空間的記憶に頼り，モノの行方を追うことが難しくなり，使用頻度も少なくなるなど，本来の目的で所有物を使用することを難しくします。

不衛生状態

　一部の人たちにとって，ためこみ症は部屋がモノでいっぱいになり，とり散らかった状態になるといった問題にとどまらず，明らかに不衛生な状態を引き起こすことがあります。腐った食べ物が散らばっていたり，カビや菌類が壁に生えていて，動物や人の尿や便でさえ掃除されていません。ご本人はだらしない風貌（非常にきちんとしていて清潔な身だしなみであっても）で強い体臭を放っていることがあります。脳梗塞やそれ以外の脳損傷をもつ人たちによくみられるディオゲネス症候群[注4]の状態と非常に似ています。しかし，ためこみの問題をもつ人たちの不潔さが，同じ脳の異常であるのかどうかははっきりしていません。この種の問題は，多くの場合，保健・福祉・医療領域（ヒューマン・サービス）の専門家からの，特別な配慮を必要とします。

動物ためこみ症［多頭飼育］

　ためこみ状態の対象に動物が含まれている場合は，生活状況は急速に悪化します。モノをためこむことに加え，あるいはその代わりに，動物を収集してためこむことがあります。われわれは30匹，80匹，100匹という，猫や犬と一緒に生活をしている人たちにも出会っています。動物だけでなく飼い主や近くに住む他の人たちの健康面と安全面に重大な危険をおよぼすことがあります。この拡大する問題に対し適切な理解を深め，動物ためこみ症に関する心理および社会面での研究促進を目的に，1990年代後半に動物ためこみ研究コンソーシアム（hoarding of animal research consortium：HARC）が設立されました。HARCは動物ためこみ症を，動物の頭数だけでなく，動物愛護に対する認識の欠如と不適切な世話で定義しています（左参照）。以下に，動物ためこみ症の問題をもつ人の例を挙げました。

HARCに関する詳細は，以下のホームページを参照してください：
www.tufts.edu/vet/cfa/hoarding

訳者注5）猫の多頭飼育が国内外でも多く，各都道府県の動物愛護センターと市町村の動物管理センターや保健所生活衛生課が相談に応じています。

訳者注4）ディオゲネス症候群（Diogenes syndrome）：別名　高齢者不潔症候群（senile squalor syndrome）
　　　極度の自己軽視，自宅内の不潔さ，社会的引きこもり，無気力，がらくたのためこみ，羞恥心の欠如を特徴としており，貧しくむさ苦しい生活を好み選択しています。

■パムは 53 歳の独身女性で，大学を卒業していますが無職です。85 歳の実母と 35 匹の猫と住んでいます。一時期，75 匹の猫を飼っていたときがありました。家はかなりのモノが蓄積され，散らかり，強いアンモニア臭があり，猫のフンの残りが壁の一部に擦りつけられています。しかし，パムは臭いに気づいていません。壁に擦りつけられたフンを指摘されると，「それをきれいにする充分な時間がないだけです」と言います。長年，パムは自宅の猫の状態に関し，人ならびに動物虐待防止のための愛護協会といざこざを起こしています。パムは猫の数は問題でなく，時折 "少し散らかる" だけであると主張します。さらに，猫は愛されており，「猫たちは，わたしよりもいい生活を送っています」と，申し分ない世話を受けていると主張します。パムは自身を動物愛好家とみなし，猫に対する愛着は極度に感情的で，彼女の生活のどこにおいても得られない愛情を猫がもたらすと信じています。動物シェルターの人から，毎日 50 匹の猫を安楽死させていることを聞いて以来，猫収集が始まり，世話ができる以上の数になるまで，シェルターから猫を預かるようになりました。未だに，パムは猫を 1 匹でも手放すことを拒否しています。彼女の見解は，猫は安楽死が行われるかもしれない動物シェルターに行くよりも，彼女と一緒にいた方がより快適であるというものでした。

> HARC の規定における動物ためこみの 4 つの特徴：
> ● コンパニオン・アニマル[注6] を通常以上に多く所有している
> ● 動物の最低限の栄養，衛生，保護，獣医学的ケアの不履行
> ● 飼育する動物を増やし続ける
> ● 動物や人，生活環境の問題に対する否認や最小化

高齢者のためこみ状態

　われわれの臨床および研究プロジェクトでは，想定以上に多くの高齢の人たちに出会います。ためこみ状態のほとんどの人たちの平均年齢が 50 歳前後で，われわれの多くのクライエントと研究参加者が 65 歳以上です。ためこみの問題をもつ高齢の人たちは，いくつかの特殊な困難さに直面しています。活力と体力が低下し，大量のモノの仕分けと掃除の課題に取り組むには充分でないかもしれません。転倒や呼吸器系の病気などのクラッター関連の健康上の問題のために，より危険な状態にさらされている可能性もあります。これらの人々のなかには，認知症や脳梗塞，あるいは他の脳の問題に苦しんでおり，特定のことに集中したり焦点化したり，憶えていることが難しい場合もあります。

訳者注6）コンパニオン・アニマル
　　　　1970 年代にアメリカで生まれた言葉で，"伴侶動物（companion animal）" と訳されるように，安らぎや愛情を提供してくれるペットを，大切な家族の一員として親密な関係をもち，生活ならびに人生を共に生きるという存在を指します。

4　ためこみは他の精神疾患と関連していますか？

　ためこみ症は，診断可能（そして治療可能）な行動症候群して認知され，精神疾患の1つとして考えられています。しかし，他の精神疾患との関係でどこに位置づけることがふさわしいかに関しては，若干意見の相違があります。歴史的には，ほとんどの臨床家と研究者はためこみ状態を強迫症（obsessive-compulsive disorder；OCD）に分類していました。DSMの最新版であるDSM-5では，ためこみ症は“強迫症および関連症群”の区分のなかに含まれています。これは，DSM-5の研究者がためこみ状態は強迫症と同じ病気ではないが，関連はしていると，とらえていることを示しています。

ためこみ症は，診断可能（そして治療可能）な行動症候群として認知され，精神疾患の1つとして考えられています

　強迫症はDSM-Ⅳでは不安症群の1つと位置づけられていましたが，DSM-5では“強迫症および関連症群”として不安症群とは別のカテゴリーに分類されています。強迫症は望まない怖ろしい考えと，反復的でコントロールできない強迫行為や儀式と呼ばれる行動で特徴づけられ，確かに，ためこみ症のいくつかの側面は，強迫症と一致しているようです。ためこみ症の人たちは時々モノを捨てることを怖れ，過度に心配し，重要なモノを何1つ捨てていないことを確かめるために確認行為を繰り返します。しかし，ためこみ症の他の面は，強迫症とかなり異なっています。たとえば，強迫症の症状は通常ここちよい快感情を伴う体験と結びついていませんが，ためこみ症の人たちはモノを手に入れたときやためこんだ山積みのなかで特別なモノを見つけたときに，喜びを感じることがよくあります。われわれの研究では，ためこみ症のほとんどの人は洗浄行為，確認行為，繰り返し行為などの“典型的”な強迫症の症状をもっていませんでした。脳画像検査と他の検査を用いたわれわれの研究（結果は後述します）でも，強迫症とためこみ症は生物学的レベルで異なる脳の活動パターンを有していることが示されています。これらのことから，われわれはためこみ症と強迫症はかなり異なっているのではないかと考えています。

　抑うつ状態はためこみ症によく併存することが考えられる状態です。ほとんどの方で，抑うつ状態がためこみ症の原因ではありませんが，ためこみ症の人たちの多くはおそらくためこみの問題のために抑うつ状態になると思われます。重度で慢性的な抑うつ状態の人たちは，一般的に気力の減退，動機の欠如，集中困難があります。これらの症状は，ためこみの問題を克服するのに必要な作業を行うことを難しくします。

　ためこみ症の人たちのなかには，注意欠如・多動症（ADHD）の特性を示すことがあります。具体的には，課題に集中することが難しく，注意が容易に逸れます。この状態は，長時間におよぶ仕分けと片づけに取り組みにくくします。

第2章 "ためこみ症"とはどのような状態ですか？ 29

注意欠如・多動症（ADHD）の診断基準（DSM-5）

以下の不注意あるいは多動性－衝動性の症状のなかで，6つかそれ以上（17歳以上では5つ以上）が少なくとも6ヵ月以上みられ，その程度は発達レベルに不相応で，社会的および学業的／職業的活動に直接，悪影響をおよぼす状態である：

不注意症状	多動性および衝動性症状
学業，仕事，または他の活動中に，しばしば綿密に注意することができない，または不注意な間違いをする	しばしば手足をそわそわ動かしたりトントン叩いたりする，または椅子の上でもじもじする
課題または遊びの活動中に，しばしば注意を持続することが困難である	授業中や席についていることが求められる場面でしばしば席を離れる
直接話しかけられたときに，しばしば聞いていないように見える	不適切な状況でしばしば走り回ったり高いところへ登ったりする（青年や大人の場合は，落ち着かない感じに限定されることもある）
しばしば指示に従えず，学業，用事，職場での義務をやり遂げることができない（反抗的な行動のためでも，指示が理解できないためでもない）	静かに遊んだり余暇活動につくことがしばしばできない
課題や活動を順序立てることがしばしば困難である	しばしば"じっとしていない"，またはまるで"エンジンで動かされているように"行動する
精神的努力の持続を要する課題に従事することをしばしば避ける，嫌う，またはいやいや行う	しばしばしゃべり過ぎる
課題や活動に必要なものをしばしばなくしてしまう	しばしば質問が終わる前に出し抜いて答え始めてしまう
しばしば外的な刺激によってすぐ気が散ってしまう	しばしば自分の順番を待つことが困難である
しばしば日々の活動で忘れっぽい	しばしば他人を妨害し，邪魔する

　また，ためこみ症の人たちのなかには，高い確率で不安症群のなかでも全般不安症と社交不安症の診断を受ける人たちがいます。ためこみ症の多くの人たちは，慢性的な心配症で緊張しており，集中することが難しかったり，ほとんどの時間は疲れて苛立っています。なかには他の人と一緒にいると内気で神経質になり，ほんの少ししか社会的交流をもたない傾向がみられる人たちもいます。その結果，他の人を自宅に招待するのが嫌なので，自宅をきれいにすることにそれほど動機づけられ

追加の情報源
Treatments/ThatWork™の書籍(Oxford University Press)
Mastering your adult ADHD（坂野雄二監訳（2011）．大人のADHDの認知行動療法，日本評論社）
Mastery of Your Anxiety and Worry Second Edition
Treating your OCD with exposure and response (ritual) prevention, (2nd ed.)
Managing social anxiety
（すべて日本語訳なし）

ていないかもしれません。また，問題をより恥ずかしく感じやすいので，支援を求めにく
いかもしれません。

第3章

わたしにはためこみの問題があるのでしょうか？

　あなたが本書を購入したということは，ためこみの問題があるかどうかに関して，おおよそ察しがついていることでしょう。この章では，あなたの問題がどの程度深刻なものであるかをはっきりさせることをお手伝いします。このページから始まる質問に答えることで，明らかになると思います。あなたのためこみの問題が全体的にどの程度深刻なのかは＜ためこみ評価尺度＞，あなたの安全を損なうものかどうかは＜わたしの家は安全？＞，ためこみによって，日常生活にどの程度支障が生じているかは＜ためこみによって，あなたの日常生活活動に支障が生じていますか？＞，自宅の衛生状態に問題が生じているかは＜自宅環境指標＞で確認します。これらの質問に答えて，あなたのためこみの現在の状態（ベースライン）を知っておきましょう。このプログラムに取り組んだ後にどれだけ変化したかを確認するために，最後の章（第13章）でもう一度同じ質問に答えてもらいます。

ためこみ評価尺度

　以下のテストを用いて，あなたにためこみの問題があるかどうかチェックしてみましょう。それぞれの質問について，**先週1週間**のあなたの状態にもっとも近い数字を1つ選んで，数字を〇で囲んでください。

1. 部屋がモノであふれて乱雑に散らかっていることやモノが多いことが原因で，自宅の部屋を使うことがどの程度困難になっていますか？

0	1	2	3	4	5	6	7	8
まったく困難でない		少し困難		中程度困難		かなり困難		極度に困難

2. 他の人であれば処分するようなありふれたモノを，手放す（リサイクルに出す，売る，人に譲る，寄付する）ことが，どの程度困難になっていますか？

0	1	2	3	4	5	6	7	8
まったく困難でない		少し困難		中程度困難		かなり困難		極度に困難

3. 無料のモノを必要以上に集めてしまう，あるいは必要以上のモノ，また使用できる以上の量や買う余裕のないモノを買ってしまう，という問題が現在どの程度ありますか？

0	1	2	3	4	5	6	7	8
まったくない		少し		中程度		かなり		極度に

4. 部屋がモノであふれて乱雑に散らかっていることやモノを手放すことができないこと，あるいはモノを買ったり手に入れてしまったりするために，どの程度の精神的苦痛を感じていますか？

0	1	2	3	4	5	6	7	8
まったくない		少し		中程度		かなり		極度に

5. 部屋がモノであふれて乱雑に散らかっていることやモノを手放すことができないこと，あるいはモノを買ったり手に入れてしまったりするために，自分の生活（日課，仕事や学校，社会活動，家庭生活，経済面での困難）にどの程度支障がありますか？

0	1	2	3	4	5	6	7	8
まったくない		少し		中程度		かなり		極度に

　一般的に，4（中程度）以上の回答をしていれば，かなりの問題を抱えていると考えられます。項目1（クラッター），項目2（処分の困難さ），項目3（入手）の得点のうちいずれかが4以上の場合は，該当するためこみ症状はかなりの程度であるといえます。

　さらに，項目4（精神的苦痛）もしくは項目5（支障の程度）が4以上の場合，ためこみ症状が日常生活の質に，実際に影響をおよぼしていることを意味しています。

わたしの家は安全？

ためこみが深刻なものである場合，安全の問題が懸念されます。対応する必要がある安全の問題がみられるかどうかを確認するために，以下の質問に答えてください。

	問題のタイプ	1 ない	2 いくらか / 少し	3 ある程度	4 かなり	5 とても
1	床，壁，屋根，あるいは自宅の他の箇所に構造上の損傷がありますか？	1	2	3	4	5
2	自宅のなかで，火災を引き起こす危険がある場所はありますか（たとえば：ガスレンジが書類でおおわれている，ストーブの近くに引火性の物質がある，など）？	1	2	3	4	5
3	自宅のなかに，不衛生な場所はありますか（浴室が汚れていたり，異臭がする）？	1	2	3	4	5
4	救急隊員がやってきたときに，家のなかのモノを動かすのが難しい状態ですか？	1	2	3	4	5
5	自宅の出口がどこか1箇所でも塞がれていますか？	1	2	3	4	5
6	階段の昇り降りや廊下を歩くのが危険な状態ですか？	1	2	3	4	5
7	自宅の外（アパートやマンションの場合，ベランダ，裏庭，通路など公共の場所）に大量のモノが散らかっていたり積み上がっていますか？	1	2	3	4	5

1-7 までを合計してください ＿＿＿＿＿＿＿＿＿

この得点があなたの安全得点です。

あなたの得点は，以下のように分類できます：

  7-13 最小限

 14-20 軽度

 21-27 中程度

 28-30 重度

 31-35 非常に深刻

21点（中程度）以上の場合，あなたは安全ではない家で生活をしているかもしれません。どれか1つでも3点以上の項目があれば，それはすぐにでもとりかかるべき優先項目です。

ためこみ状態に伴い，あなたの日常生活活動に支障が生じていますか？

　自宅のクラッターによって，普段の生活が制限されることがあります。以下のそれぞれの活動について，クラッターやためこみの問題のためにあなたが行うことが難しい程度にもっとも合う数字に〇をつけてください。難しさの理由が他にある場合（たとえば，身体的問題で腰を曲げたり，早く動けない）は，この評価に含めないでください。代わりに，ためこみ状態によってどの程度難しいかに基づいて評価をしてください。活動内容があなたの生活に合っていない場合は（たとえば：洗濯機がない），「適応なし」のNA欄に〇をつけてください。

クラッターやためこみの問題に影響を受ける活動	容易に行える	少しの困難を伴うが行える	中程度の困難を伴うが行える	かなりの困難を伴うが行える	できない	N/A
1.　食事の準備をする	1	2	3	4	5	N/A
2.　冷蔵庫を使用する	1	2	3	4	5	N/A
3.　ガスレンジを使用する	1	2	3	4	5	N/A
4.　台所の流し台を使用する	1	2	3	4	5	N/A
5.　食卓で食事をとる	1	2	3	4	5	N/A
6.　自宅のなかをあちこち動き廻る	1	2	3	4	5	N/A
7.　自宅の外に素早く出る	1	2	3	4	5	N/A
8.　トイレを使用する	1	2	3	4	5	N/A
9.　浴室やシャワーを使用する	1	2	3	4	5	N/A
10.　浴槽を使用する	1	2	3	4	5	N/A
11.　ドアのノックに素早く対応する	1	2	3	4	5	N/A
12.　ソファや椅子に座る	1	2	3	4	5	N/A
13.　ベッドで寝る・布団を敷いて寝る	1	2	3	4	5	N/A
14.　洗濯をする	1	2	3	4	5	N/A
15.　重要なモノを見つける〔請求書や税金の用紙など〕	1	2	3	4	5	N/A

　以上の質問は，クラッターが自宅での日常生活にどの程度影響をおよぼしているのかを評価するものです。

　　　ステップ1：NA（あてはまらない）と答えた項目を除いて，項目1-15の得点を合計します：＿＿＿＿＿

　　　ステップ2：ステップ2：項目1-15のうち，NA以外の項目の数を数えます：＿＿＿＿

　　　ステップ3：ステップ1の合計得点を，ステップ2の項目数で割ります：＿＿＿＿＿

たとえば，項目1-15の合計得点が45点で，NA以外の項目数が14（つまり，NAと答えた項目が1つ）だった場合，あなたの得点は，45÷14で3.21となります。これが，あなたの**日常生活活動**得点です。

あなたの得点は，以下のように分類できます。

1.0-1.4　最小限
1.5-2.0　軽度
2.1-3.0　中程度
3.1-4.0　重度
4.1-5.0　非常に深刻

2.1点（中程度）以上である場合は，クラッターのために，あなたの自宅での生活には相当な困難が生じているでしょう。

ためこみは，あなたの自宅の衛生状態に影響をおよぼしていますか？

自宅環境指標

クラッターとためこみの問題は，衛生上の問題に進展することがあります。現在の自宅の状態にもっともあてはまる数字に○をつけてください。

自宅はどの程度，以下のような状況になっていますか？

1. 火災の危険性
    0＝火災の危険性はない
    1＝火災の危険性が少々ある（たとえば：引火性の物質がたくさんある）
    2＝火災の危険性は中程度（たとえば：引火性の物質が火元近くにある）
    3＝火災の危険性が高い（たとえば：引火性の物質が火元近くにある，電気災害の危険性があるなど）

2. カビの生えた，あるいは腐った食べ物
    0＝ない
    1＝台所にカビの生えた，あるいは腐った食べ物が少しある
    2＝台所のいたるところにカビの生えた，あるいは腐った食べ物がいくらかある
    3＝台所以外の場所にもカビの生えた，あるいは腐った食べ物が大量にある

3. 汚い，あるいは詰まった流し台

   0 ＝流し台にはモノがなくきれいである

   1 ＝流し台に汚れた皿が浸けられている

   2 ＝流し台が水でいっぱいで，おそらく詰まっている

   3 ＝カウンターにまで水があふれだし，流し台が詰まっているのが明らかである

4. 水がよどんでいる（流し台，洗いおけ，その他の容器，地下室など）

   0 ＝水はどこにもよどんでいない

   1 ＝流し台や洗いおけのなかに，いくらか水がよどんでいる

   2 ＝流し台が特に汚れていて，水がよどんでいる場所がいくらかある

   3 ＝流し台が特に汚れていて，水がよどんでいる場所がたくさんある

5. 人や動物の排泄物や嘔吐物

   0 ＝人の排泄物，動物の排泄物，嘔吐物はない

   1 ＝人か動物の排泄物が少量ある（例：流していないトイレ，浴室）

   2 ＝１つ以上の部屋で，動物か人の排泄物や嘔吐物がやや目につく

   3 ＝動物か人の排泄物や嘔吐物が床やその他の部分の表面にある

6. 白カビやカビ

   0 ＝白カビやカビはない

   1 ＝限定されかつあってもおかしくない場所に，少量の白カビやカビがある（たとえば：
      シャワーカーテンのすそ，冷蔵庫のパッキン）

   2 ＝相当目立つ程の白カビやカビがある

   3 ＝ほとんどの表面で広範囲に白カビやカビが生えている

7. 汚い食料保存容器

   0 ＝すべての皿は洗ってしまわれている

   1 ＝洗っていない皿が何枚かある

   2 ＝洗っていない皿がたくさんある

   3 ＝ほぼすべての皿が洗われずにある

8. 表面が汚れている（床，壁，家具など）

0 = 表面は完全にきれいである

1 = 飲食物がこぼれた跡があり，ほこりや垢が少しある

2 = 飲食物がこぼれた跡があり，生活空間がほこりや垢でうっすらとおおわれている

3 = 表面がきれいでなく，あらゆる場所がほこりや垢でおおわれている

9. ゴミや汚物の堆積（ティッシュペーパー，毛髪，トイレット・ペーパー，生理用品など）

0 = 床や表面にゴミや汚物はない

1 = ゴミ箱やトイレの周りに，ゴミや汚物がいくらかある

2 = 浴室やゴミ箱の周りに，ゴミや汚物がたくさんある

3 = ほとんどの部屋で，床や表面がゴミや汚物でおおわれている

10. 虫

0 = 虫は見当たらない

1 = 数匹の虫やクモ，虫のフンなどがある

2 = たくさんの虫とフンがあり，天井や部屋の隅にクモの巣がはっている

3 = 虫の群れ，大量のフン，家具に多くのクモの巣がはっている

11. 汚れた服

0 = 汚れた服は洗濯かごのなかにあり，周辺に置かれていない

1 = 洗濯かごがいっぱいで，汚れた服が数枚，周辺に置かれている

2 = 洗濯かごがあふれかえり，汚れた服が何枚も，周辺に置かれている

3 = 服が床やその他の表面（ベッド，椅子など）をおおっている

12. 汚れたシーツや布団カバー

0 = シーツや布団カバーはとても清潔である

1 = シーツや布団カバーは比較的清潔である

2 = シーツや布団カバーは汚れていて洗う必要がある

3 = シーツや布団カバーは非常に汚れていて排泄物の染みがついている

13. 家の悪臭

0 = 悪臭はない

1 = かすかに悪臭がある

2 = 中程度の悪臭があり，家のいくつかの場所では強い悪臭がある

3 = 家全体に強い悪臭がある

過去 1 ヶ月の間に，あなた（もしくは家に住んでいる誰か）は，以下のそれぞれの活動をどの程度しましたか？

14. 皿を洗う
　　0 ＝毎日か 1 日おき，あるいはひと月に 15 〜 30 回
　　1 ＝ 1 週間に 1, 2 回，あるいはひと月に 4 〜 10 回
　　2 ＝隔週ごと，あるいはひと月に 2, 3 回
　　3 ＝めったにしない，あるいはひと月に 0 回

15. 浴室を掃除する
　　0 ＝毎日か 1 日おき，あるいはひと月に 10 回以上
　　1 ＝ 1 週間に 1, 2 回，あるいはひと月に 4 〜 10 回
　　2 ＝隔週ごと，あるいはひと月に 2, 3 回
　　3 ＝しない，あるいはひと月に 0 回

　自宅環境指標の得点を算出するために，15 項目の回答をすべて足します。ためこみをしている人を対象とした大規模インターネット調査の平均値は，12.7（標準偏差 ＝ 6.9; 得点範囲 ＝ 0-43）でした。2 点以上の得点を示す項目は，注意を要します。

写真を撮ってください
　最後に，自宅の写真を何枚か撮ります。楽しくない作業だと思う人たちもいるでしょう。しかし，このプログラムを始める前の状態を記録しておくことが大切です。ですから，この部分をとばさないでください！ カメラかスマートフォンを手に取って，クラッターの写真を撮りながら部屋を廻ります。撮った写真は，どこか安全な場所，あなたのパソコンのハードドライブや CD，あるいは USB（jump drive）に保存しましょう（電子媒体で保存することで，自宅のクラッターが物理的に増えることを防ぐことができます）。このプログラムの最後に，あなたの変化を確認するために，もう一度写真をみてもらいます。

第4章

悪玉を理解しましょう

　あなたは，整理法に関する書籍を購入してもそれらを活用していないのではないでしょうか？　クラッターをコントロールするためのプログラムや計画を始めても，途中で投げ出していませんか？　われわれの経験では，ためこみをしている人には"悪玉"と呼ばれる考え方がみられ，そのせいで整理法の書籍やプログラムを試してみてもうまくいかないことが明らかになっています。本章では，5つの悪玉を説明します。あなたがためこみをしているほとんどの人たちと同じようであれば，1つあるいはそれ以上の悪玉があなたの生活を占有しています。あなたはそれに気づいているかもしれませんし，気づいていないかもしれません。

> あなたは，悪玉が出現してくるのを止めることはできないかもしれませんが，少なくとも悪玉が出てくることに気づくことはできます

しかし本プログラムを進めていけば，悪玉の存在への認識が高まっていくでしょう。これらの悪玉は，ためこみをしている人たちの改善にとって大きな障壁となる心理的要因や考え方を指します。

　われわれがこれらの悪玉をあなたに紹介するのは，これらの考え方について理解を深めるほど，ためこみに打ち勝つための準備が整うと信じているからです。あなたは悪玉が出現してくるのを止めることはできないかもしれませんが，少なくとも悪玉の登場に気づくことはできます。それでは，悪玉を1つずつみていきましょう。あなたの生活のどの部分でどの程度悪玉がみられるかを判断するいくつかの自己評価の方法を紹介します。次章では，悪玉に打ち勝つための具体的な方略について説明します。

■悪玉 #1：【他にやるべきことがあります】

　ためこみの問題を克服しない人たちの第1の理由は，プログラムの実施に必要となる時間を費やさないことです。ある人たちは，問題の深刻さへの認識の不十分さのために，プログラムの実施を優先しません。この場合は，ためこみの問題をもつことに気づいていない，あるいはほんの少ししか気づいていないだけかもしれません。「そんなにひどくないです。何に対しそんなに大騒ぎをしているのかわかりません」や「家は少し片付いていな

いかもしれませんが，そうじゃない家がありますか？」といったことを言うかもしれません。ビル（第2章）に自宅を図解してくれるように頼み，それを持って実際に彼の自宅を訪れたとき，われわれは非常に驚きました。壁が描かれていた場所は，実際はモノで積み上がったクラッターの壁があり，部屋の半分を塞いでいました。ビルはクラッターで塞がれた居間の半分は存在しないかのように描いていました。ビルの状態ほどの人はほとんどいません。しかし，居間を歩き廻るときに周囲を見上げない“習慣”に慣れ親しんでいるので，実際の部屋の状態が目に入らないという女性もいました。これらの状態から彼らのクラッターに対する認識の低さがわかるでしょう。

しかし，多くの場合は認識の低さや乏しさは問題とはなりません。逆に，ためこみ症の多くの人たちは自宅の状態をよくわかっていて，困り感を抱いています。しかし，今まで保存や保管してきた特定の品物を処分する意味を真剣に考え始めるやいなや，突然，保存や保管する理由の方がためこみを減らすことよりもより重要に思えてきます。実用的か感傷的，あるいは価値をもっている品物を諦めなければならないことに合点がいかず，クラッターとためこみがそれほど大きな問題なのかと自問することにつながります。結果として，ためこみの問題に取り組むことは，やるべきことリストの一番下に置かれ，ほとんど実行

変わる理由	変わらない理由
• ためこみの状態はわたしの社会生活を損なっています	• モノでいっぱいになった散らかった状態でも誰も傷つけていません
• ためこみの問題のために，自己嫌悪に陥ります	• 問題に取り組むことは，口うるさく言っている人たちに“負ける”ようです
• 家族と，わたしのためこみの問題について口論をよくします	• モノの入手は楽しみをもたらす数少ない活動の1つです
• 自分の生活をコントロールしたいです	• わたしは，今の状態で申し分なく幸せです
• 自分の家で快適に感じたいです	• 問題を認めると，嫌な気分になります
• モノがあふれ，山積みになった状態は安全ではありません	• 今までに役に立ったことは1つもないのに，どうしてわざわざ試みるのでしょうか？
• わたしがこの状況を改善できれば，他の人たちはとやかく言わなくなるでしょう	• いずれは，すべてのモノが収納できるもっと大きな家に住みます
• 子どもたちにいい手本となり，よりよい生活環境を提供したいです	• 難しいプログラムに耐えられないと思います
• 法的問題を避けるために，この問題に対処する必要があります	• わたしは，時間がないだけです
• モノの入手を減らすことができたら，もっと多くのお金がもてるでしょう	

図4.1　変化天秤［バランス］理由リスト

第 4 章　悪玉を理解しましょう　41

されることはありません。

　ためこみ状態の深刻さを過小評価したり，ためこみ状態をコントロールすることの優先順位を下げたりするかしないかにかかわらず，1 つの考えにいきつきます：

【人は，変わる理由が変わらないでいる理由を上回るときに，ためこみの問題に取り組み始める。しかしそれは 1 分でも遅い方がいい】

　図 4-1 は，われわれが"変化の天秤［バランス］"と呼んでいるスケールです。左側には，ためこみの問題に取り組むための理由が書かれています。これらはわれられの研究プロジェクトに参加した多くの人たちから得たものですから，必ずしもすべてがあなたにあてはまるとは限りません。右側は，ためこみの問題に取り組まない理由です。これら両サイドを認識しておくことが重要です。変わらない理由の方が，変わる理由よりも多かったり，重要であると思っているときは，ためこみの問題に取り組む準備が整っておらず，取り組もうとしても，イラつくだけで終わってしまうでしょう。しかし，変わる理由が変わらない理由を上回っている場合は，取り組む準備が整っていることを意味します。

　ここで少し時間をとって，あなた自身の変化への準備状態を判断してください。実際に今，鉛筆かペンを手にとり，本書に書き込むことがもっとも効果的であることを憶えておいてください。

あなたは変化する準備が整っていますか？

　以下の項目は，ためこみについて考えるときに感じるかもしれないことを記述しています。それぞれの項目について「あてはまる」から「あてはまらない」のうち，あなたに合う数字に〇をつけてください。過去に感じたことや，こう感じたいという願望ではなく，"今"，"現在"のあなたが感じていることに基づき，あてはまるものを選んでください。思った通りに回答してください。

質問紙のそれぞれの項目には 5 つの選択肢があります。

1 まったく あてはまらない	2 あてはまらない	3 どちらとも いえない	4 あてはまる	5 非常に あてはまる

1	考える限り，わたしには変える必要のあるためこみの問題はありません	1	2	3	4	5

2	わたしにはためこみの問題はないので，このプログラムに取り組む意味が理解できません	1	2	3	4	5
3	わたしはためこみの問題があり，これについてほんとうに取り組むべきであると考えています	1	2	3	4	5
4	このプログラムが，自分自身と自分のためこみについて理解を深めるのに役立つことを願っています	1	2	3	4	5
5	ためこみについて，何らかの取り組みをしています	1	2	3	4	5
6	誰でもわたしが変わることについて話題にすることができ，わたしは実際，変わるための取り組みをしています	1	2	3	4	5
7	ためこみの問題に関して，既に改善したことが逆戻りすることが心配なので，このプログラムがほんとうに役立つことを願っています	1	2	3	4	5
8	ためこみの問題を解決して自由になったと思ったことがありますが，時々まだそれと闘っていることに気づくことがあります	1	2	3	4	5

質問項目1と2の合計：＿＿＿＿＿＿＿これは，あなたの無関心期スコアです。

質問項目3と4の合計：＿＿＿＿＿＿＿これは，あなたの関心期スコアです。

質問項目5と6の合計：＿＿＿＿＿＿＿これは，あなたの実行期スコアです。

質問項目7と8の合計：＿＿＿＿＿＿＿これは，あなた維持期スコアです。

　4つの合計得点のどれがもっとも高かったですか？　あなたのもっとも高いスコアが“無関心期”であれば，あなたは問題があると考えていないか，あるいは変化することにとりたてて取り組む状態ではないことを示しています。“関心期”スコアがもっとも高い場合は，あなたは問題があることに気づいていて，苦しんでいます。しかしそれについて何かをすることに強いコミットメントをまだしていない状態でしょう。“実行期”がもっとも高いスコアであれば，積極的に取り組み始めていますが，ためこみ状態に対し完全に首尾よく対応してはいないかもしれません。“維持期”がもっとも高いスコアであれば，ためこみ状態は明らかに改善していますが，確実かつ適切な道筋を進み続けるためには，まだ援助が必要です。

（引用：McConnaughy, E. A., Prochaska, J. O., & Velicer, W. F. (1983). Stages of change in psychotherapy: Measurement and sample profiles. Psychotherapy: Theory, Research, and Practice, 20, 368-375.）

■悪玉 #2：【モノに対する役に立たない信念が邪魔をします】

　ためこみ症の人たちは，多くの場合，自分の所有物に関する信念を抱いていますが，時

にそれが非常に強いことがあります。これらの信念の多くは珍しいものではなく，実際ためこみの問題がない人たちも時々このように考えます。しかしためこみ症の人たちにとっては，このような信念があまりに強いか，とても激しいか，あるいは非常に融通がきかなくなっているので役に立ちません。これらの信念はあなたの改善の邪魔をしやすいので，われわれは悪玉リストにこれらを加えました。役に立たない信念には，以下のようなさまざまなものが含まれます。

有用性に関する信念

　ビルは自宅を見廻して，壊れたテレビを見て修理すれば寝室に置いて使えるかもしれないとか，電球を見つけてフリー・マーケットで売れるかもしれないなど，あらゆる観点からモノの利用の機会を考えました。他の人たちが“がらくた”と呼ぶような品物の使い途を考えるビルの能力だけでなく，起業家精神にわれわれは感嘆します。しかしためこみ症の場合は，信念はその人に役立つのを妨げ，**役に立たなく**なることを憶えていてください。われわれがビルにいくつかの詳細な質問をしたとき，その壊れたテレビは4年間居間にあることがわかりました。ビル以外の誰の目にも，彼がテレビを修理することがないことは明らかでした。ビルがフリー・マーケットで売ることを計画していた電球はどうでしょうか？　われわれが箱を開けてみると，ほとんどの電球は1年以上クラッターの山積みのなかに置かれていて，既に壊れていたことがわかりました。さらに，ビルはフリー・マーケットで1度も何1つ売ったことがないだけでなく，どこで行われているのかさえ知りませんでした。

　時々，品物の有用性に対する役に立たない信念は“必要性”と“願望”を混同することにつながります。何かが必要ということは，それなしでは困ることを意味します。たとえば，人は食べ物，水，空気，住まいなどが必要です。これらなしには，多大な不都合が起きるでしょう。しかしわれわれは自宅内のほとんどのモノを**必要**としていません。それ以上に，われわれはそれらを所有していると気分がいいので，**欲しい**と思います。あなたは「これが必要」や「いつかこれが必要になるだろう」と自分自身に言っていることに気づいたことがありますか？　もしそうであれば，あなたはそれがほんとうに**必要**でしたか？　あるいは**欲しかった**のでしょうか？

完璧主義とミスを犯すことへの恐怖感

　第2章のヘレンはビルの信念とは違いますが，彼女の所有物に対し役に立たない信念を抱いていました。ヘレンは自宅内を見廻したとき，ビルのようにモノの用途を考えることはありませんでした。代わりに，彼女は惨憺（さんたん）たる結果をもたらすようなミスを犯す可能性を考えました。ヘレンが1通の郵便を取り上げたとき，中身に興奮する感じは抱きませんでしたが，不安，心配，そして吐き気すら感じました。彼女は自分自身に「も

しミスをしたらどうなるだろうか？　もし間違った決断をしたらどうなるのだろうか？」と問いかけていました。彼女の自宅がどれだけ散らかっていても，彼女の信念は，多くの人たちが"完璧主義"と呼ぶ状態でした。実際，ミスを犯すのではないかという恐怖心に伴う完璧主義が非常に強かったので，彼女は決断することも一緒に避けていました。

　完璧主義は，深刻なモチベーション・キラーです。われわれはBITワークショップで，改善していても失敗のように感じると多くの人が語ることに注目しました。減量や禁煙，運転免許を取得する，ためこみ状態をコントロールするなど，あらゆる行動は，通常行ったり来たりしながらゆっくり進むことを憶えておいてください。あなたは，一気に進んでいると思うときと，思うようにはなかなか進まないと感じるときがあるでしょう。部分的な進展に気づいたときは，全体の状態に目を向けてください。早く進まないことやよくならないこと，うまくいかないことに自責の念を抱くこともできますが，今現在，うまくいっていることを褒めることもできます。言うまでもないことですが，われわれは楽観的に考えることを勧めているわけではありません。何かが邪魔をしていたり減速させている場合は，それに気づいてあなたができる限りのベストを尽くし，それに対処することが重要です。しかし，ミスを犯すかもしれないという恐怖感に伴う役に立たない信念に気をつけてください。思うように進まなくなったり，改善が感じられなくなったりすることも時にはあります。絶望しないでください！

責任感に関する信念

　完璧主義に似て，ためこみの問題をもつ多くの人たちは，所有物が確実かつ正しい方法で使われる，片づけられる，あるいは寄付されることに過度の責任感を抱いています。この信念は本質的にはまったく問題ありません。多くの人が自分の所有物が"いい家"に行くことを見届けたり，きちんとリサイクルされるなどを確認したいと思います。しかし，他の信念のように，責任感が厳格で融通性がなく，非常に扱いにくくなると，悪玉の1つになります。「これが"いい家"に行くのがわかっている限り，積極的に手放します」と考える場合は，前向きに手放すことに取り組もうとしているという側面もありますが，感情面ではそれを手放す準備が整っていないことが見え隠れします。それを手放した後でさえ，あなたはまだそれに対する責任を感じているということを意味しています。

　われわれはヘレンに，モノを再販売してさまざまな慈善活動に寄付を行う地元の店やNPO法人などに，地下室のいくつかの古いおもちゃをまとめて持って行くように依頼しました。ヘレンはおもちゃを車に乗せてその店に出かけました。しかし，店に到着すると「これは最善の慈善だろうか？　わたしが支援している団体にお金が遣われることをどのように知ることができるだろうか？　これらのおもちゃを何人かの貧しい子どもたちに直接渡した方がいいのではないだろうか？」と考え直しました。これらの考えが浮かんできたので，ヘレンはおもちゃを車に戻し帰宅しました。疲れ，混乱し始め，「これらをどうする

のかを考えて解決策をみいだすまで，地下室に戻しておこう」と考えました。彼女の完璧主義の信念は，彼女が積極的な行動をとるのを助けるのではなく，むしろ邪魔をしました。

所有物に対する愛着に関する信念

　適切な文脈では，"愛着"はわたしたちが愛し，わたしたちを愛する人たちの気分をよくしてくれます。愛着は，友情や親密さ，愛情の感覚をもたらします。しかし，品物に対する愛着が過度になると，利用価値がなくなったモノを手放すことが難しくなります。ためこみ症の多くの人たちは，自宅内の品物に対し強い愛着を抱いています。このような愛着の感覚はそれほど珍しいものではありません。しかし，どのような愛着もそれに伴う信念も，極端になったり融通が効かないようになると問題になりえます。われわれはビルに同伴して，道路の横に処分されている家具を探しに行く，彼の"宝物探し"の1つに出かけました。誰かが捨てた低いテーブルの前でビルは車を道の片側に寄せ，これをどのように塗り直し，売却するかという可能性だけでなく，テーブルが"救われる"必要があるように感じたことについても話し始めました。生命のないテーブルがあたかも感情をもつ生き物のように感じ，このかわいそうなモノをなんとかして気持ちよく感じるようにしなければならないと思っていました。ヘレンも，所有物に対するいくつかの愛着の信念を抱いていました。彼女のご両親は5年前に亡くなり，ヘレンは実家から多量の品物を相続しました。アルバムや母親のお気に入りだった衣類など，いくつかは誰にとっても感傷的な価値を抱きやすいものでしょう。しかし彼女にとって極めて感傷的なモノのなかには，ほとんどの人が感傷的あるいは有用性をみいださない多くの品物が含まれていました。たとえば，相続した両親のトースターを，台所のカウンターに置かれている自分の（よりよい）トースターの横に置いていました。ヘレンに質問をすると，「トースターが2つもいらないことはわかっています。でも，それをとっておくべきだと思います。それは両親を思いださせてくれますし，もしそれを捨てると，**両親も**捨てるように感じます」と語りました。

モノが自分のアイデンティティの源であるという信念

　ためこみの問題をもつ多くの人たちにとって，自分が誰であるのか，あるいは多くの場合，理想となる自分を思い起こさせるために，所有物は役立ちます。ビルはこの信念の持ち主としてとてもいい例です。ビルは自分自身を創造的な人物であり，無料あるいは低価格の品物を選び，利益を得るために売却する起業家とイメージしていました。しかし，ビルの活動は品物の入手に限られており，実際，品物の入手に多忙であるため，彼の起業計画のうち利益が見込める部分である「売却」という行為は，まったく行われていませんでした。ためこみの問題をもつ多くの人たちのように，ビルは**何をするのか**でなく，**何を所有し，何をしたいか**で自分を定義していました。ちょっと時間をとって自分らしさの感覚があなたの所有物に依るかどうかを考えてみてください。自宅のモノはあなたを会社員，

工芸家，アーティスト，手先の器用な人，思いやりのある家族や友人のように感じさせますか？ ここで，あなた自身に問いかけてください：「わたしが**所有している**量は，わたしが**扱える**量と釣り合っているだろうか？」

記憶に対する過小評価

　忘れないためにモノを見えるように置いておくことはごく当たり前のことです。たとえば，支払う必要のある請求書がある場合，思いださせるもの［リマインダー］として台所のカウンターの上に置いておくかもしれません。しかし，ためこみ症の人のなかには，自身の記憶の能力を極端に過小評価している場合があります。視覚的なリマインダーに非常に頼っているので，モノを憶えている自分自身の能力に自信を失っています。結果的に，あらゆるところに"リマインダー"を置いておきます。いずれは，"リマインダー"はごちゃごちゃになってしまうので，実際リマインダーとしての役割を果たしません。

コントロールに関する信念

　処分するか，保管・保存するか，あるいは入手するかの決断は，自立と自律に関する信念と絡まってしまうことがあります。もしあなたが，われわれがお会いしたためこみ症の多くの人たちのようであれば，あなたの所有物をどうするかを家族や友人，あるいはヘルスケアや社会福祉サービスの担当者からも言われた経験があるかもしれません。それらは**すべてあなたのモノ**ですから，これらの経験であなたが怒ったり憤慨するのは非常に理解できることです。これらの考えと感情にどのように対応するかは，慎重を要します。人はあまりに頻回に，これらに対し自己中心的に反応します。強情に振舞い，譲歩せず，ほんの少しの変更にさえ抵抗するかもしれません。時折，指示されたり，言われたことと**正反対のこと**をすることによって答えるかもしれません！ ビルの成人した娘さんが家に来て，所有物を手放すように叫び，小言を言い続けました。彼女が帰宅した後，ビルは腹が立ち，「誰も，何をすべきかについてわたしに言えない！」と考えました。ビルは外出し，**"さらに多くの"**品物を入手することで反応しました。ビルは，誰によってもコントロールされないと宣言したわけですが，違う見方をすればこの行動を通し，結局クラッターをさらに増やすことで自分自身を傷つけただけでした。

あなたはどう考えますか？

　この１週間で何かを処分するかどうかを決めたときに，それぞれの考えをどの程度抱いたかを明らかにするために，以下の質問に答えてください。もしこの１週間で何も処分することを試みなかった場合は，処分するのを試みたときにどのように感じるかで判断してください。

第4章　悪玉を理解しましょう　47

	1		2		3		4		5		6		7	
	まったくない						ときどき						非常に	

		1	2	3	4	5	6	7
1	所有物の使い途を考えることができるならば，とっておくべきです	1	2	3	4	5	6	7
2	わたしはこれがほんとうに必要です	1	2	3	4	5	6	7
3	おそらくいつかこれが必要になるので，とっておいた方がいいでしょう	1	2	3	4	5	6	7
4	間違った決断をするかもしれないという考えに耐えることができません	1	2	3	4	5	6	7
5	これがきっちり正しい方法で扱われることを確認する必要があります	1	2	3	4	5	6	7
6	もしミスを犯したら，結果は悲惨であるかもしれません	1	2	3	4	5	6	7
7	これを処分することは，貴重な機会を無駄にすることを意味します	1	2	3	4	5	6	7
8	わたしは，この所有物の使い途をみつける責任があります	1	2	3	4	5	6	7
9	この所有物が他の誰かの役に立つかもしれないのなら，わたしはその人のためにこれをとっておく責任があります	1	2	3	4	5	6	7
10	この所有物を捨てることは，自分の一部を捨てるようなものです	1	2	3	4	5	6	7
11	この所有物は感情的ここちよさをわたしにもたらしてくれます	1	2	3	4	5	6	7
12	他の人たちを愛するように，愛情を感じている所有物があります	1	2	3	4	5	6	7
13	わたしの所有物は，わたしが誰であるのかを明らかにするのに役立ちます	1	2	3	4	5	6	7
14	これらの品物をとっておくことは，わたしがそうなりたいと望む人になることに役立ちます	1	2	3	4	5	6	7
15	これらの品物をもっていると，やりたいことを思い起こさせてくれます	1	2	3	4	5	6	7
16	これを保存することは，自分の記憶に頼らなくていいことを意味します	1	2	3	4	5	6	7
17	わたしの記憶力は非常に悪いので，見えるところに置いておかなければなりません。でないと忘れてしまいます	1	2	3	4	5	6	7
18	これをファイリング・システムに入れると，完全にそれを忘れてしまいます	1	2	3	4	5	6	7
19	わたしの許可なしに他の人がわたしの何かを捨てると動揺します	1	2	3	4	5	6	7
20	所有物を唯一コントロールする存在でいたいです	1	2	3	4	5	6	7
21	誰もわたしの所有物に触れる権利はありません	1	2	3	4	5	6	7

質問項目1から3の合計：＿＿＿＿＿＿このスコアは，**実用性に関するあなたの信念**を反映しています。

質問項目4から6の合計：＿＿＿＿＿＿このスコアは，**完璧主義とミスを犯す恐怖感に関するあなたの信念**を反映しています。

質問項目7から9の合計：＿＿＿＿＿＿このスコアは，**責任感に関するあなたの信念**を反映しています。

質問項目10から12の合計：＿＿＿＿＿＿このスコアは，**所有物に対する愛着に関するあなたの信念**を反映しています。

質問項目13から15の合計：＿＿＿＿＿＿このスコアは，**モノがあなたのアイデンティティの源であるというあなたの信念**を反映しています。

質問項目16から18の合計：＿＿＿＿＿＿このスコアは，**記憶に対する過小評価に関するあなたの信念**を反映しています。

質問項目19から21の合計：＿＿＿＿＿＿このスコアは**コントロールに関するあなたの信念**を反映しています。

それぞれのスコアは，以下のように分類できます：

  3- 6：低い

  7-15：中等度

 16-21：高い

(本スケールは以下の文献の一部を変更して作成しています：Steketee, G., Frost, R. O., & Kyrios, M. (2005). Beliefs about possessions among compulsive hoarding. Cognitive Therapy and Research, 17, 467-479.)

■悪玉 #3：【考え過ぎたり，混乱させます】

　ためこみ症の人たちは，自分の知的能力と創造性のためにしょっちゅう困った状態に陥ります。この原因の1つとして，モノの使い途を次々に考える傾向である**過度な創造性（独創性）**に興じてしまうことが挙げられます。ほとんどの人は，保管や保存する大義名分をこれ以上考えられない場合に，モノを処分する傾向があります。たとえば，トイレット・ペーパーを使い切ったとき，ボール紙の芯の使い途を通常考えませんから，それをもう1度考えることなく捨てるかリサイクルに回します。一方，あえてそれに注意を向ければ，われわれは数多くの巧妙なアイディアを思いつくことができます。ボール紙の芯は，子どもたちにとって想像上の望遠鏡になりえます。ハムスターのかごに入れると，ハムスターがくぐり抜けることができます。歯ブラシ立てにも使えます。ボール紙の芯に糸や紐を巻くことができます。何本かの芯は，プレイハウスや城などのおもちゃ用のブロックとして使うこともできます。可

能性は実質的に無限です。ためこみ症の人たちの問題は，アイディアを実行に移すよりも，これらのアイディアを考えることによりすぐれていることです。そのときは非常に魅力的に思える巧妙なアイディアは次第に色あせていき，無用な大量のモノだけが残ります。

　あるモノを処分すると決めた後であっても，考え過ぎは別の形で邪魔し始めます。ヘレンは，自宅を乱雑にしている古新聞と雑誌のすべてが欲しいわけではありませんでしたが，処分の手順があまりに入念であったために，かなり前に処分することを諦めてしまいました。ヘレンは，新聞と雑誌を特定の大きさの束にまとめ，しわ1つなく特定の紐で慎重に結ばなければなりませんでした。扱いやすいようにほどよい大きさの束にまとめなければならないという彼女の理由は，運搬している間に束がバラバラにならないようにするための確実かつ最善の方法をとらなければならず，リサイクル用の箱にしわくちゃになった紙類の束をリサイクル担当者が見ると，彼女のことを何と思うだろうかという不安からくるものでした。ヘレンはこれらの厳しい基準を満たすことが非常に難しくなったので，ただ新聞と雑誌を積み上げていました。このようなヘレンの行動は，完璧主義と責任感に関する信念が醜い頭をもたげためこみ状態を悪化させていくのがわかるでしょう。

　ヘレンが考え過ぎることは，所有物の分類において過度に吟味し手に余る努力をしていることにも現れていました。われわれがヘレンにいくつかの郵便を仕分けるように依頼したとき，問題はすぐに明らかになりました。多くの郵便を含むカテゴリーをいくつか作る代わりに（たとえば，「ダイレクト・メール」「支払う必要のある請求書」「親書」など），ヘレンは非常に小さなまとまりを数多く作りました。ヘレンは，「これらは，ゼロ金利のクレジット・カードの勧誘です。これらは，ゼロ金利ではありませんが，低金利のクレジット・カードの勧誘です。これらは，高金利のクレジット・カードの勧誘です。これらは雑誌の定期購読の申し込み案内です。これらは，慈善団体の寄付募集です」と説明しました。おわかりのように，ヘレンは広範なカテゴリーで郵便物をまとめるのに苦労しており（多くの人にとっては，これらすべてをまとめて“ダイレクト・メール”，あるいは少なくてもこれらを“金融関係のダイレクト・メール”とするでしょう），結果として彼女自身にとって非常に厄介な課題となっていました。ヘレンの複雑な仕分け方法は，彼女の注意と焦点を持続する能力を超えていました。彼女は，「わたしは何をやり遂げるにも，注意を十分に向け続けることができないようです。やる気満々で始めて，実際にこの問題を解決していきたいのですが，注意が逸れたり，何か他のことを考え始めると，何をしていたかを忘れてしまいます」とわれわれに語りました。

　ビルも考え過ぎる問題をもっていましたが，異なる種類のものでした。ヘレンのように注意の維持が難しく，容易に注意が逸れるのではなく，ビルは手に入れたいモノに過度に注意を向けるので，他のことをほとんど考えられませんでした。彼は，「拾いあげたいモノを見ると，ボーッとしてきて，頭がハイになって，他のモノは何も重要ではなくなります。無我夢中になってしまいます」とわれわれに語りました。ビルは，自分の活動の結果（そ

れがほんとうに必要であるか，保存するためのスペースがあるかなど）を**十分に考えない**間に，それを使って行えるあらゆる素晴らしいことを過度に考え過ぎていました。

あなたは考え過ぎですか？

　この**1週間**である品物を処分するかどうかを決めたときに，以下のそれぞれの考えをどの程度抱いたかを明らかにするために，以下の尺度を使ってください。もしこの1週間で何も処分することを試みなかった場合は，処分するのを試みたときにどのように感じるかで評価してください。

		1 まったくない	2	3	4 ときどき	5	6	7 非常に
1	わたしは，これを用いる数多くの使い途を考えます	1	2	3	4	5	6	7
2	わたしは，これを使える誰かを間違いなく，確実にみつけられます	1	2	3	4	5	6	7
3	わたしはこれを分解して，別の用途で使うことができます	1	2	3	4	5	6	7
4	モノの処分には，善し悪しの方法があります	1	2	3	4	5	6	7
5	これを処分するには，数多くのステップを要すると思います	1	2	3	4	5	6	7
6	わたしは，これが正確かつ適切な方法で処分されるのを確認しなければなりません	1	2	3	4	5	6	7
7	わたしは，これをどのカテゴリーに入れるべきであるのかを決められません	1	2	3	4	5	6	7
8	2つのアイテムがほんの少しでも異なっていれば，それらを別々のカテゴリーに分類しなければなりません	1	2	3	4	5	6	7
9	2枚のクレジット・カードの明細書が混ざってしまわないように，別々のカテゴリーに分けるべきです	1	2	3	4	5	6	7

質問項目1から3の合計：＿＿＿＿＿＿＿＿このスコアは，**過度の創造性（独創性）**のあなたの傾向を示します。

質問項目4から6の合計：＿＿＿＿＿＿＿＿このスコアは，**モノを手放すための面倒な処理手順**傾向を示します。

質問項目7から9の合計：＿＿＿＿＿＿＿＿このスコアは，あなたの**過度のカテゴリー分類作成**傾向を示します。

それぞれのスコアは，以下のように分類できます：

　　　3- 6：低い

　　　7-15：中等度

　　16-21：高い

■悪玉 #4：【回避と言い訳をします】

　回避は，悪玉のなかでもっとも致命的な信念かもしれません。処分することに関する見通しは，かなり頻繁に悲哀感や不安などの強い感情を呼び起こします。これらの感情を抱くことは何も悪くありませんし，実際，これらの感情を抱くことは人間らしさの一部です。しかし，これらの感情にどのように反応するかが大きな問題になる可能性があります。直面しましょう！ 悲しみや不安は不快です。多くの人たちにとって，これらの感情はとても嫌なもので，耐え難いので，避けるためにどんなことでもします。前述したヘレンの完璧主義的信念は，ミスを犯す可能性を思い起こさせ，彼女をひどく脅えさせました。彼女は，支払う必要のある請求書を捨てるようなミスを犯すことをイメージして，このミスがもたらすとんでもないありとあらゆる結果を考えました。請求書を滞納し，滞納追徴料金請求が適用され，請求書は徴収代理店に回され，彼女のクレジット歴が台無しになり，債権者が彼女の家に抵当権を設定し，いずれは自己破産になることをイメージしました。これらの心配に対する適切な対応は，請求書を期限内に支払うことでしょう。しかし，ヘレンが選んだ不適切な対応は，彼女を不安にさせるので，自分の郵便物に目を通すのを止めてしまうという方法でした。ヘレンは状況を改善するために，不安をポジティブで積極的な行動に向ける代わりに，不安を避けることを試み郵便を無視しました。これは一時的にはヘレンの気持ちをよくしましたが，彼女の状況はまったく改善しませんでした。事実，回避行動は彼女の状態をより悪化させてしまいました。

　人は時々，悲しんだり不安にならないためではなく，これらに圧倒され混乱しないようにするために特定のことを避けます。ヘレンの考え過ぎが，何をどこから始めていいのかという混乱にどのようにしてつながったのかを思いだしてください。自宅内のクラッターを見るたびに，横になる必要があるような強い疲労感を感じ始めました。彼女は自分に対し「今，これをすることができない。あまりに疲れ過ぎていてストレスがたまっている。それに，今この問題に取り組むには忙しすぎる。今やらないだけ。後で，もっと気持ちがこれに向いたら取り組もう」と言っていました。ヘレンは，疲労感とストレス，そして時間がないことを先延ばしの言い訳にしていました。当然のごとく，彼女の言い訳と先延ばしは，この問題の解決には役立たず，逆に，モノが積み重なり続けることを許す大きな要因になっていました。そしてこれについて改善する手段は何1つもち合せていませんでし

た。ヘレンにとって，問題が改善するためには，いくらかの不快な感情に直面せざるを得なかったのです。

あなたは特定のことを避けて言い訳をしていませんか？

　この1週間である品物を処分するかどうかを決めたときに，それぞれの考えをどの程度抱いたかを明らかにするために，以下の尺度を使ってください。もし，この1週間で何かを処分するのを試みなかった場合は，処分するのを試みたときにどのように感じるかで評価してください。

1	2	3	4	5	6	7
まったくない			ときどき			非常に

1	わたしは，あまりに疲れているのですぐには取りかかれません	1	2	3	4	5	6	7
2	処分することを考えるだけでも負担がかかり過ぎます	1	2	3	4	5	6	7
3	わたしは，この問題に取り組むのに充分なエネルギーがありません	1	2	3	4	5	6	7
4	後でやります	1	2	3	4	5	6	7
5	処分には，自分の時間をあまりにとられてしまいます	1	2	3	4	5	6	7
6	健康面で問題があり，対応することができないかもしれません	1	2	3	4	5	6	7
7	処分することはわたしをただ不安にしすぎるので，行うことができません	1	2	3	4	5	6	7
8	嫌な思いをするかもしれないと思うと耐えられないので，わたしは処分を先送ります	1	2	3	4	5	6	7
9	生活のなかで他のいくつかの問題を調整したら，すぐに処分を始めます	1	2	3	4	5	6	7

　これらの項目のなかでどれか1つでも「4」以上の数字にチェックをしていたら，回避と言い訳をすることがあなたにとって課題のようです。「4」以上の数字にチェックしている項目が2つ以上あるようなら，回避と言い訳をすることが非常に大きな問題で，このプログラムを通してあなたは直面しなければならないでしょう。

第4章 悪玉を理解しましょう 53

■悪玉 #5：【短期的利益を求めます】

　喜びなしの生活は，非常に退屈で憂うつな気分をもたらします。ためこみ症の人たち
は，喜びを感じられる対象が品物を手に入れることに限られていること，すなわち，所有
物を入手することだけが喜びを感じられる唯一の方法になっていることにたびたび気づき
ます。ビルは，外出して"宝物"や"バーゲン・セール"を見つけたとき，この種の喜び
を体験すると語りました。もちろん，喜びは通常は短時間しか続かず，過剰な所有物の蓄
積と他の楽しい社会的活動が制限されることによる長期的なみじめさに対し，薄らいでし
まいます。ためこみの問題をもつ人たちは，品物を手に入れたときに，値打ち品を見つけ
たスリル感や迷子になった宝物を助けるような満足感をよく体験します。あなたは「それ
で？ 珍しいことじゃないですよね。好きなモノをバーゲンで見つけたり手に入れるのは
誰でも好きでしょう？」と訊ねるかもしれません。これは事実ですが，ためこみ状態の別
の問題につながります。ここちよいと**感じる**ことと**真に**よいこととのバランスを保つこと
は，ほとんどの人にとって生活をうまく送ることを意味します。サラダかチョコレート・
ケーキのどちらを食べるべきでしょうか？ エクササイズをすべきでしょうか，それとも
テレビを観るべきでしょうか？ 答えが正しいか間違っているかではなく，個人差と状況
によって異なります。しかし，バランスがとれ充実した人生を送るためには，すぐに満足
することを求めるのをいっとき我慢して，長い目でみて真に望ましいことを選択します。
別の言い方をすれば，即時の報酬に左右され過ぎると，長期的目標への視点を失うという
トラブルに陥るということです。あるレベルでは，ビルは大量のモノを入手することに気
づいていましたが，モノの入手により得られるここちよさにあまりに依存するようになっ
たために，コントロールを失ってしまいました。

短期的な利点（メリット）に抵抗できますか？

　以下のそれぞれの項目は，ためこみ状態について考えているときに，どのように感じるか
が書かれています。それぞれの項目に同意するか反対するかを判断してください。過去に
感じたことや感じたいことではなく，**今，現在**のあなたが感じていることにあてはまるもの
を選んでください。

1	わたしは，嫌な気分でないことを確認しなければなりません	はい	いいえ
2	この瞬間に自分が一番よく感じることを行おうとします	はい	いいえ
3	宝物を見つける感じが好きです	はい	いいえ

4	よりよりモノを待つよりも，むしろ今すぐ手に入るモノを得ることを好みます	はい	いいえ
5	もし宝物を手にできなかった場合，自分の気持ちをよくするのにどうしていいのかわかりません	はい	いいえ
6	絶対に不安や悲しさを感じたくありません	はい	いいえ
7	機会を逃したら，立ち直れないほど動揺するでしょう	はい	いいえ
8	何かをほんとうに欲しいと思ったら，手にしなければなりません	はい	いいえ

　これらの項目のなかでどれか1つでも「はい」にチェックしていれば，あなたは短期的な利点への抵抗に課題をもつ可能性があります。「はい」にチェックしている項目が2つ以上あるようなら，短期的利点に抵抗して，ためこみ状態を克服することによる長期的利点を得るために，忍耐強く本プログラムに取り組み続けることにかなりの努力をしなければならないでしょう。

　ここまでで，あなたは5つの悪玉を知り，これらがあなたのためこみの問題にどのくらい一翼を担っているのかを見極める機会をもちました。まだ，自己評価用紙に記入していない場合は，筆記用具を手にとり，本章の最初に戻ることをお勧めします。今これらの悪玉に本気で取り組み，それらの詳細を十分に検討しておくと，本プログラムをやりこなしていくなかで，悪玉に打ち勝ちやすくなるでしょう。次章では，あなたの味方になる善玉を紹介します。

第**5**章

善玉を味方につけましょう
ためこみ状態に打ち勝つための方略

第4章では，われわれの経験に基づき，ためこみの問題をコントロールするのを難しくする5つの悪玉を紹介しました。1人ひとり少しずつ異なり，誰もが悪玉の5つすべてをもっているわけではありません。第4章で自己評価用紙に回答していれば，どの悪玉があなたにとってもっとも大きな問題になりやすいかが明らかになっているでしょう。もしまだ行っていない場合は，先に進む前に第4章に戻り，自己評価を行うことをお勧めします。

第4章の悪玉に関する記述を読み終えた今，ためこみの問題に取り組むあなたの見通しは，平坦な道のりではないように思えるかもしれません。ひどく失望してしまう前に，あなたが進んでいくのを助ける"善玉"となる考え方が書かれている本章を読み進めてください。本章では，ためこみ状態に打ち勝つための本プログラムの基本的枠組みを説明します。最初に善玉の説明だけを行いますが，本書の後半で，実際にそれらを使っていく方法について説明します。

1　本プログラムの基本構成要素

本プログラムは，2つの主要な要素からなっています：**仕分けることとモノを入手しないこと**。仕分けることだけであれば問題なく取り組める人もいます。しかし，あまりに多くの品物を入手する問題がある場合は（たとえば，必要以上に買い物をしたり，多くの無料のモノを家に持ち帰る），本プログラムの"モノを入手しないエクササイズ"にも取り組む必要があるでしょう。モノを入手しないエクササイズの1つとして，あなたがつい品物を入手してしまう場所に実際に行ってもらいます。普段特定の店で商品を購入する場合はその店に，フリー・マーケットで購入する場合は開催場所に行ってもらいます。これらのセッション中に，あなたが体験している考えや感情を意識し，モノを入手しないだけでなく，手に入れたい衝動にどのように対応するかを学ぶために，実験を計画して，あなた自身に挑戦して

本プログラムは，2つの主要な要素からなっています：

仕分けすることとモノを入手しないこと

もらいます。加えて，あなた自身が楽しめて，モノを入手することから得られる喜びの代わりになる活動をみつけることにも取り組んでいきます。

　あなたの自宅に非常に大量の所有物が蓄積され散らかっている場合［クラッター状態］は，おそらく仕分けの課題に取り組むことに長い時間を充てたいでしょう。仕分けの課題では，所有物を1度に少しずつ確認し，それぞれをどうするのか決断をします。ここでの目的は，無理強いをしてただモノを捨てることではなく，この課題によって結果的にクラッターを減らすことです。むしろ，仕分ける課題を，あなたが保存あるいは保管する理由の理解を深め，所有物に対するあなたの信念を明らかにし，新しい信念とモノに対する対応を試みる方法の1つとして考えてください。言い換えれば，仕分けの初期目標は，モノをただ手放すことではなく，発見と理解を含んだ取り組みです。仕分け課題では，あなたがとっておきたくないモノを処分することと，とっておきたいモノを整理するという2つのチャレンジに取り組んでいきます。

　あなたが本プログラムの仕分けとモノを入手しない部分に取り組んでいくと，ほぼ確実に悪玉が現れるでしょう。しかし，これから紹介する善玉が，あなたの好むことと仕分けや入手しない行動とのバランスをとるための具体的な方法を示して，あなたに加勢してくれます。

■善玉 #1：【努力して手に入れることから目を離さないでおきましょう】

　第4章で説明したように，ためこみに打ち勝つためには多くの障壁があります。それらの多くは，あなたがためこみの問題を解決するのに必要となる時間を費やしにくくします。そのため，第7章と本書全体を通して，問題に対する動機を高いレベルで維持し，あなたの個人的価値観と目標を念頭におき続けて進み続けるために，あなた自身の"強み"をみつけるのに役立つエクササイズを紹介します。最後には，あなたが所有しているモノを賛美し，それらをあなたの目標を達成するために使えるようにしたいと，思えるようになることを強調しておきます。苦労して手に入れるこの貴重な褒美は，こころに深くとどめておく価値があります。

■善玉 #2：【下向き矢印法を使いましょう】

　下向き矢印法は，あなたの信念について理解を深め，これらに挑戦するのを助けるための方略です。あなたが行き詰まっていると気づいたとき，どのような考えが浮かぶかを同定するようにわれわれは問いかけます。返答ごとに，それについて何が悪く，次にその悪いことが**何に関して**悪いのかを，あなたの懸念の核となる部分に到達するまで質問を続けます。たとえば，何かを処分することに関し不安を抱いた場合，あなた自身に問いかけ続けます：「これを処分した場合，起こりうる最悪のことはどのようなことだろうか？」〔わたしはいつかそれを必要とするかもしれない〕「これの何がそれほど悪いのだろうか？」〔そ

れを必要とするときに所有していなければ，ほんとうに愚かに感じると思う」「わたしにとって愚かに感じることがどのくらい悪いのだろうか？」などです。下向き矢印法の目的は，あなたが何をほんとうに怖れていて，あなたの信念は何なのかを認識することです。これらを理解することで，あなたが恐れていることが起こる頻度がどのくらいで，あなたの信念が理にかなっているのか過度であるのかが判断できます。これは，あなたの考え方と行動を変えることへの重要な第一歩です。

■善玉 #3：【徹底的に考えましょう】

　仕分けやモノを入手しないことに取り組んでいる間，あなたの決断を声に出して自分自身にきかせることによって批判的に考えてもらいます。カテゴリー分類をするために，あなたの目の前にある所有物について，あなたの考えのすべてを大きな声で言うことから始めてください。これをしていると，品物に対する最初の判断が変わるでしょう。数回これを行った後で，ひとつひとつの所有物について湧き上がってくる疑問を書き留めてください，これらの疑問は，保存や保管に関する決断を早く行うための質問として役立ちます。ためこみ症の人たちの典型的な質問には，以下のものが含まれます：「わたしは既にこれらをいくつ持っているだろうか？」「いくつあれば十分だろうか？」「わたしは妥当な時間内に，これを使う具体的な計画があるだろうか？」「昨年，これを使っただろうか？」「これは質がいいだろうか？」「わたしはこれがほんとうに必要だろうか？」「これを処分することは，わたしのためこみの問題を解決するのに役立つだろうか？」

■善玉 #4：【検証してみましょう】

　時々，考えに焦点化した方略である「下向き矢印法」や「徹底的に考え抜く」方法では，十分でない場合があります。1 人で考え抜いても解決できない課題や疑問があるときは，あなたの考え方を確認する必要があります。これは，あなたの考えが事実であるのか間違っているのか，あるいは部分的に事実であるのかを確認するために，ためこみを研究している科学者のように振る舞うことを意味します。第 1 に，何が起きるかについて具体的な予測を考えることが重要です。予測は，「もしわたしが A をすれば，Y が起きるだろう」のような "もし－そうしたら" という陳述で表現できます。以下に，ためこみ関連の仮説の例を示します：

"もし" の状態
「もし，この品物をもっていないと」　➡　"そうしたら" の状態
「そうしたら，わたしはそのことを考えるのを止めることができないでしょう」

"もし" の状態
「もし，この品物を捨てたら」　➡　"そうしたら" の状態
「そうしたら，永遠に辛く，うまく生活が送れないでしょう」

さて，これらの仮説は事実かもしれませんし，事実ではないかもしれません。どうやって明らかにしますか？ あなたが科学者なら，やるべきことは仮説を検証することです。たとえば，あなたの予測が「もしこの品物を買わないと，そのことを考えるのを止められません」であれば，それを試してみて，あなたの仮説がそうなったかどうかを注意深く観察する必要があります。

"もし"の状態		"そうしたら"の状態		試してみる
「もし，この品物を買わないと」	➡	「そうしたら，わたしはそのことを考えるのを止めることができないでしょう」	➡	品物を購入しないで，今から24時間，自分の考えに注意を向けます

"もし"の状態		"そうしたら"の状態		試してみる
「もし，この品物を捨てれば」	➡	「そうしたら，永遠に辛く，うまく生活が送れないでしょう」	➡	この品物を捨て，今から24時間，自分の感情と生活状態に注意を向けます

ここで，結果を確認します。あなたの予測は事実でしたか？

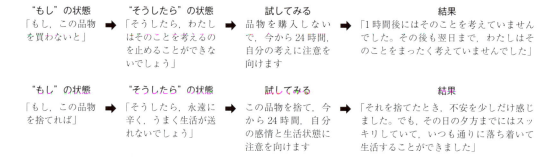

あなたの予測が起きなかった場合は，新しい結論を考えて，あなたの考えを修正してください。

"もし"の状態		"そうしたら"の状態		試してみる		結果		結論
「もし，この品物を買わないと」	➡	「そうしたら，わたしはそのことを考えるのを止めることができないでしょう」	➡	品物を購入しないで，今から24時間，自分の考えに注意を向けます	➡	「1時間後にはそのことを考えていませんでした。その後も翌日まで，わたしはそのことをまったく考えていませんでした」	➡	「わたしの頭は，これらのことから抜け出せず，永遠にこの状態にとどまるということはありません。先に進んでいけます」

第 5 章　善玉を味方につけましょう　59

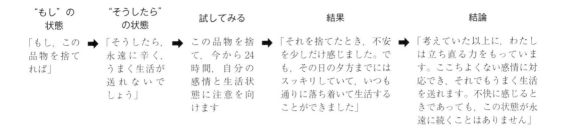

　1つの考えを検証するために肝心なことは，明確な仮説を立てあなたが怖れていることを行ってみて，仮説がほんとうかどうかを確認することです。長時間経っても，購入しなかった品物のことを考えるのを止められなかったり，捨てた品物について辛く感じ続けてほんとうに生活できない場合は，あなたの仮説は適切であったとわかるでしょう。一方，時間の経過のなかでそのことをだんだん考えないようになっている自分に気づいたり，気持ちも生活も大丈夫であれば，新しい発見を取り入れるために最初の仮説を修正しなければならないかもしれません。仮説を実際にやってみてあなたの考えを修正することは，気分を向上させ，よりコントロール感を感じる強力な方法です。

■善玉 #5：【適切なスキルを身につけましょう】

　ためこみ状態に打ち勝つことは，ただ乱雑に積み重なっている所有物を捨てたり，モノの入手を止めるという問題ではありません。確かにこれらは解決策の一部ではありますが，あなたが目的地にたどり着くためには，いくつかの別の方法がよりすぐれています。たとえば，ためこみの問題をもつ多くの人は，所有物を整理することに困難を覚えます。重要なモノと重要でないモノが混在しており，乱雑，あるいは無秩序に置かれていることがほとんどです。必要なモノを見つけるのはかなり難しく，どこに何を置いていいのかもわかりにくいでしょう。そのため，本プログラムでは，あなたが所有物のコントロールを失わないようにするのに役立つ，特定の整理の方法に取り組んでもらいます。これから取り組むスキルには，問題解決のための体系的なアプローチが含まれています。そして，これらのスキルは，クラッターには直接関係のない問題にも役立ちます。生活のなかでの問題解決が難しい人は，ためこみ状態に取り組み続けることが難しくなります。われわれが接した人たちの多くが，圧倒され解決できないと感じるような家族との葛藤や仕事上の難しさ，その他のジレンマについて語りました。われわれは，あなたの改善を手助けするために，問題が生じたときの対処方略をステップごとにお教えします。

■善玉 #6：【取り組む力 ＝ "実行筋" を鍛えましょう】

　モノの入手や保存・保管のような長年してきた行動を変えるには，入手，処分，整理のトレーニングに時間を費やす必要があります。このことは，本書のエクササイズをするた

めのあなたの時間を管理することを意味しています。ためこみに関する困難さをもつ人にとって，毎日のスケジュールにこれらを含めることは，重大な問題になりえます。幸いにも，あなたはこれに対しできることがあります——トレーニングすることです。長い間鍛えられていない筋肉のように，トレーニングによってあなたの考える能力を伸ばすことができます。あなたの今の筋肉状態では重いリフティングから始めることはできません。軽いものから始めて，徐々に重くしていくように取り組んでいかなければなりません。これを，あなたの"実行筋"を鍛えると表現しましょう。あなたの実行筋を鍛える最初のステップは，今，本プログラムにどのくらいの時間を費やせるかを判断することです。一貫して1日30分取り組むことができれば，あなたは望ましい出発点にいます。もし1日に5分しか費やせない場合は，あなたは時間を延ばすことが必要です。絶望しないでください。あなたの実行筋は強くなっていきます。今週は，毎日5分間を本書に充ててください。次の週は10分間を，3週目は15分間を，毎日本書に充てましょう。毎日の"トレーニング"と，週毎に本書に充てる時間を延ばしていくことの2つが鍵になります。気がつけば，最長1日1時間を本書に充てられるようになり，大きく前進することになっているでしょう。

　あなたの実行筋は，現段階でどれほどの強さでしょうか？　毎日欠かさずためこみに取り組む時間（分）に基づいて，実行筋の強さを評価してみましょう。

筋肉のトレーニング時間

0	5	10	15	20	25	30	35	40	45	50	55	60

分／1日

　あなたの実行筋の強さが1日30分以上であれば，プログラムを始める準備が整っている状態です。より早く進めるために，さらに実行筋を強くしていく必要のあることをこころに留めておいてください。30分以下の場合は，上記の説明に沿って，時間を延ばしていってください。

2　このプログラムは，わたしを助けてくれるのでしょうか？

　あなたはこのプログラムに投資することによって，最終的に多くのことを得るでしょう。本書の最初に述べたように，本書だけではあなたのためこみの問題は解決しません。成功するためには，おそらくかなりの時間やエネルギー，そしてある程度の苦痛ですらつぎ込む必要があります。しかし，これらの投資によって十分に期待できる成果を上げることができるとわれわれは考えています。どのようなプログラムでも，すべての人を助けられるという約束はできませんし，本プログラムで改善した人たちであっても，ためこみに関連する問題を抱え続ける場合があります。おわかりのように，クラッターとためこみをコントロールすることは非常に大変です。しかし，われわれの臨床研究結果は，改善は可能で

あることを示しています。本書を用いた BIT ワークショップの効果研究では，3〜4 カ月のプログラム後に 80% の参加者が「かなり改善した」か「非常に改善した」と自己評価をしています。

3 本プログラムの目標

あなたは本プログラムから何を得たいですか？　人はそれぞれ，この問いに対する異なる返答を持っていますが，ここで，われわれのクライエントのもっとも一般的な目標のいくつかを紹介します。本書のプログラムは，これらの目標を達成するために特別に計画されていますが，第 7 章で取り組むあなたの個別の目標がより重要です。

1. **ためこみをする理由の理解を深めます**；あなたは，既にためこみ行動と所有物に対する"考え"と"感情"が，ためこみ"行動"に影響することを理解してきています。本プログラムが，非常に多くのためこみ症をもつ人たちが体験しているスティグマや羞恥心，孤立感を和らげるのに役立つとともに，改善に対し楽観的な考え方と能力強化（エンパワーメント）につながることをわれわれは願っています。よりよく理解することで，つまずきの早期警告サインに対するあなたの気づきが深まり，それらに対応するあなたの対処力も向上します。

2. **使える生活空間を作ります**；ほとんどのクライエントと家族は，使いたいように生活空間が使えなくなっている状態に窮屈さを感じています。そのため，本プログラムでは健康的で幸福な生活空間を改めて作ることに取り組みます。この目標を達成するために，本プログラムの初期の目標として，あなたがもっとも強く望む生活空間をきれいにします。そうすることで，あなたはあなたのライフ・スタイルとニーズに合わせてスペースを使えるようになります。たとえば，台所のカウンターを食事の準備のために，食卓を食事を摂るために，居間を個人的なリラックスする空間として，そして，家族での活動や友人を迎えるために，プレイルームを子どもたちの遊びのために，寝室を安らかな睡眠のために，などそれぞれの部屋を使えるようにしていきます。これらのスペースでクラッターのない整理された状態を保持することにやる気を抱き続けるために，クラッターのないスペースのもつ，いくつもの可能性に今すぐに視点を向けることをわれわれはお勧めします。

3. **必要なモノを必要なときにみつけます**；あなたの整理スキルの向上は，ためこみ状態の改善に取り組み続けていくのに役立つ有能感と自尊心を高めます。保管してきたモノを納めるファイリング・システムと適切な場所を作ることで，あなたは必要なとき

にいつでも探しているアイテムをすばやくみつけることができるようになり，おそらく貯金もできるでしょう。

4. **意思決定スキルを改善します**；ためこみの問題をもつ人たちは，所有物に関することだけでなく，他のことに関しても決断するのに苦労します。これはミスを犯す恐怖感を反映しており，決断する際にどこに注目し，焦点をしぼればいいのかを判断するのが難しいことに起因しています。本書で概説している方法を用いた"意思決定トレーニング"は，あなたの決断に対し，より自信を高めるのに役立ちます。

5. **モノの入手を減らし，他の楽しい活動に置き換えます**；本プログラムは経済的余裕がなかったり，置くスペースがなかったり，あるいは効果的に活用できる時間がないにもかかわらず，新しいモノを手に入れたいという強い衝動をコントロールするのに役立ちます。モノの入手は，通常ここちよさや喜びなどの強いポジティブ感情を伴うので，代わりとなる楽しい活動をみつけることも重要な目標です。

6. **クラッターを減らします**；必要のない所有物を手放すことは，ためこみの問題をもつ多くの人たちがもっとも怖れることですが，ためこみの問題の深刻化につながるのはクラッターです。モノを整理して，モノの入手を減らすことで生活空間を作りだす目標が達成されると，所有物の量は徐々に減っていくでしょう。しかし，品物をリサイクルしたり他の人にあげる，売却する，あるいは捨てることでクラッターを取り除く必要がまだあります。品物を減らすことは，あなたが望む品物を取っておいたり，保存や保管するためのあなた独自のルールを確立した後の方が，はるかにやりやすくなるでしょう。

　これらの目標を達成していくなかで，あなたは，進展を危うくするさまざまな問題を解決することができる問題解決スキルも学んでいきます。これらのスキルは，ためこみに関する家族間の葛藤や，仕分けのためにスペースを作る，浪費を避けるための金銭管理など，あらゆる状況に応用可能です。クラッターを一旦コントロールすれば，クラッターが再び積み上がることを防止するための新しい習慣も身についてくるでしょう。ためこみ関連の早期警告サインに気づくことを学ぶことで，あなたのスキルを効果的に使うことができます。加えて，ためこみ状態に取り組む時間も短くなり，ためこみに費やしていた時間は，他の楽しい，あるいは生産的な活動にとって代わります。

家族と友人のための事実資料2：コーチ役への注意書き

ためこみ状態［症］を克服することは難しいです。ためこみ状態にある多くの人たちは，改善のプロセスを援助してくれる支援者，すなわち"コーチ"がいると役立つことを経験しています。コーチとして，あなたはためこみの問題をもつ人と一緒に取り組んでください。以下に，もっとも役立つかかわり方をいくつか示します。

ためこみの問題をもつ人にチームとして会ってください。取り組んでいる2人が別々の方向に進むとうまくいきそうもありません。2人が一緒に取り組むことが成功の秘訣です。

その人が目の前の課題に集中し続けるのを助けてあげてください。ためこみの問題をもつ人たちは，特にクラッターを減らそうとしているとき，所有物に関する決断をするとき，あるいはモノを入手したい衝動に抵抗しているとき，簡単に気が散ることをよく経験しています。コーチが，その人に，今何をすることになっているかをやさしく思いださせてあげることによって，決断することに集中しやすくなります。

情緒面でのサポートを提供してください。われわれの経験では，厳しい親方や鬼軍曹のように対応することは，人を，ただ，びくびくさせたり怒りを感じさせ，新しい解決法を学ぶ力を発揮しにくくさせます。人はさらに孤立し，誤解されていると感じ，悪い習慣に後退します。そのため，われわれはやさしい接し方を勧めます。「あなたにとってこれがどのくらい大変かがわかります」や「クラッターに取り組むかどうかについて複雑な気持ちを抱いているんだね」といった共感を伴う発言をすることは，とても役立ちます。ためこみの問題をもつ人は，いくつかの大きなストレスを経験しており，多くの場合，思いやりのある耳や泣かせてもらえる肩を必要とします。

自宅を訪問してください。あなたができるもっとも効果的なことの1つに，ためこみのことを話題にしないで，あなたの大切な人の自宅を訪問することがあります。訪問者がいることはためこみ状態に取り組む動機を高め，普通の活動に自宅を使うための一連の取り組みを後押しするのに役立ちます。

決断するのを助け，決して代わりに決断しないでください。本プログラムに取り組んでいる間，ためこみの問題をもつ人は，何を保管し，何を処分するかを決めるための新しいルール作りを学んでいます。処分するかどうか迷う品物に対する考えを言っている間，あなたがそれを聴いてあげることは助けになります。あなたは，多くを語る必要はありません。その人にそれぞれの品物について考え，結論をだしてもらいます。ためこみの問題をもつ人たちの仕事は，これらのスキルを習得し，磨いていくことで，あなたの仕事は，彼らがそれをしている間，聴いてあげることです。

チアリーダーになってください。物事が難しくなるとき，人は誰しもさらなる応援や励ましを必要とします。電話を入れ，ホームワークの課題を思いださせてもらったり，できると信じていることを伝えたり，上手にできているときにそれに気づいて伝えることは，すべて望ましいチアリーディングの方略です。

モノを運び出すのを手伝ってあげてください。ためこみの多くの人たちは多種多様な大量の所有物をためているので，自分1人ですべてを処分しようとすれば，1年あるいはそれ以上の年月を要します。これでは，改善に時間がかかり過ぎるので，容易に気落ちしてしまいます。ためこみの問題をもつ人がすべての決断をして，プロセスの全責任を担うのであれば，コーチが腕まくりをして自宅からモノを取り除くのを助けることは非常に役に立ちます。

モノを入手しない外出に同伴してあげてください。あまりに多くのモノを入手する人たちには，魅力的な店やフリー・マーケットに出かけ，何も購入しない練習が必要です。誘惑と戦うのを助け，外出が成功するために誰かに同伴してもらうことは非常に役立つ場合があります。

もっとも善意のあるコーチでも，気づかずに悪い方略を用いてしまい，あまり役に立たないことがあります。以下は，いくつかの禁止事項です。

何を処分して何を入手したらいいかについて言い争わないでください。品物の利用価値や処分の必要性に関する議論は，改善につながらないネガティブな感情反応を生むだけです。代わりに，あなたが葛藤を感じたときは，休憩を入れたり，少しリラックスしたり，ためこみの問題をもつ人にとって，これがどのくらい難しいかを思いだしてください。一旦休んだとしてもいつでもやり直すことができます。

決断を引き受けないでください。コーチが采配を振るって，何を残すべきで何を手放すべきであるかを決め，力づくで自宅や敷地の外にクラッターを押し出してしまえば，確実に，簡単かつ迅速にきれいになるでしょう。しかし，この方法では，その人が自分の問題にどのように対応するかを学ぶことができません。クラッターは再度積み上がっていきます。代わりに，ためこみの問題をもつ人自身が所有するすべてのモノに常に責任を持ち，すべての決定を行うようにしてください。

許可なしに何かに触れたり動かさないでください。善意の人が自宅に来てあなたの許可なしにあなたの所有物に触れた場合，どのように感じるかをイメージしてみてください。これは，2人の間の信頼関係を損ね，その人がためこみの問題に取り組み続けるのを不可能にします。

どのように感じるべきであるかと，その人に言わないでください。あなたにはゴミのように見えるモノを保存し続けることに，非常に感傷的になったり，明らかに役にたたないモノを処分することを怖れる理由を，理解することが非常に難しい場合があります。しかし，その人自身でさえまだよくわかっていない理由から，このような感情を抱いている可能性があります。できる限り忍耐強く見守ってあげてください。われわれはコーチ役がどのくらいイライラさせられるのかをわかっています。

あなた自身の許容レベル以上に取り組まないでください。
すぐれたコーチであるためには，まずあなた自身を大切にして，次に友人や家族を助けるべきです。そのため，手伝う場面で，どのくらいの時間とどのくらいの作業を あなたが行うことができるかの限界設定を，遠慮なく伝えてください。ためこみをしている人を助けることは非常に大変な仕事ですから，あなた自身の努力に対し，背中をポンと叩いて自分で自分を褒めてあげてください。

第**6**章

ためこみ状態は，どのように生じたのでしょうか？

　ためこみの問題に取り組む前に，ためこみの状態がどのように悪化していくかについて
われわれが理解していることを検討しましょう。そうすることで，2つの重要なことを達
成することができます。第一に，ためこみは感情面，精神面，行動面，社会面でのウェル・ビー
イングの問題であるという理解が深まります。第二に，この問題を克服する，いくつかの
重要な手がかりの理解です。知識は力です――
知識を得れば得るほど，状態の改善に向かって
あなたが取り組む準備が整えられるでしょう。
ですから，この章を隅から隅まで読むことをお
勧めします。実際，あなたのためこみの問題が
どのように機能しているのかを本気で理解する
ためには，おそらく本章を一回読むだけでは足

> **ためこみ症は感情面，精神面，行動
> 面，そして社会面でのウェル・ビー
> イング（well-being）の問題です**

りないと思います。アメリカ国内で行われている BIT ワークショップの参加者には，こ
の章で扱っている内容を理解したことで，自分自身の問題をよりよくコントロールできる
ようになった人もいます。

　ためこみ状態が**メンタル・ヘルスの問題**であることを明らかにすることから始めましょ
う。このような表現が人によっては受け容れがたいことを，われわれは十分に理解してい
ます。統合失調症のような重篤な精神面での病気という，非常にネガティブで，怖さすら
抱くイメージを想起させる場合があります。ためこみをしている人たちのなかには，これ
らの病気をもつこともありますが，ほとんどの人はもち合せていないだけでなく，今後発
症することもありません。メンタル・ヘルスの問題を抱えていることは，あなたが「気が
おかしくなった」「壊れている」あるいは「絶望的な状態」を意味しているということで
は決してありません。まったく逆で，苦しんでいることは明らかですが，ためこみ状態の
多くの人たちは，賢く，機智に富んでいて，非常に楽しい人たちです。われわれが伝えた
いことは，ためこみをしている人たちが自分たちの行動を，完全にはコントロールしてい
ないということです。好き好んで，モノをためこむようになったわけではありません。し
かし，十分に理解したり，管理できない行動パターンにはまり込んでいます。あなたがた
めこみをしている場合は，「だらしないから」「パーソナリティの問題」あるいは「頑固だ

から」と言われてきたかもしれません。しかし，われわれはそうは思っていません。ためこみ状態をメンタル・ヘルスの問題であると定義することによって，われわれの立場がはっきりと伝わることを願っています。それと同時に，精神面での問題なので，何もしなくていいと言っているわけではありません。もちろん，あなたが悪いわけではありません。しかし，ためこみ状態は他の誰でもない "あなた" の問題です。そして，治すことができるのは "あなた" なのです。さあこれで，あなたがためこみに向き合うお手伝いをすることが，われわれの最終目標であることがわかっていただけたでしょう。

　この定義で注目すべきもう 1 つの重要な問題があります。多くの場合，家族，友人，あるいは外部機関があなたの家から所有物を取り除き，きれいにすることによって助けようと試みてきました。これは，時には所有者の同意を得て，時には同意を得ずに行われます。

ためこみ症は，単に家の問題だけでなく，個人の問題でもあります

これらの働きかけは目的をとらえ損なっているとわれわれは考えています。すべての努力をその人の自宅に向けたとき——たとえば，その人に休暇をとって旅行に行ってもらい，不在の間に家をきれいにした場合，これはためこみ状態を**家の問題**として対応していることになります。しかし，ためこみ状態は単に家の問題だけではなく，**個人の問題**でもあります。所有物との関係を変えるために，どのように考え，感じ，行動をとるかについて根本的で持続可能な変化をしなければ，問題は変わらないでしょう。これは研究結果がまさに示していることです。処分するプロセスを他の誰かに取り上げられると，ためこみの問題をもつ人は，通常モノを入手し保存し続け，時には一掃する前以上に家は再びモノで埋め尽くされます。

　そのため，本書を通して，家に関する記述は少なく，あなたがどのように感じ，どのように考え，何をするかについて多くの記述をしていることに気づいていただけると思います。われわれは，ためこんでいる人たちに対するわれわれの研究結果と話し合いの経験から，多くの問題は脳機能，考え，感情，そして行動によるものだと考えています。

1　あなたの脳のなかのためこみ

脳画像から明らかになっていること

　ためこみの問題をもつ人たちの脳のなかで何が起こっているのかを理解するために，脳画像を用いた研究が行われてきました。無味乾燥な研究成果については省略することとして，知っておくべき事実をご紹介しましょう。われわれの研究に参加することに同意してくれた，ためこみ症の人たちとそうでない人たちを対象に，1 袋分のダイレクト・メールを自宅から持ってきてもらいました。研究協力者たちは手紙を一通ずつ見せられて，捨てるか捨てないかを決めるよう求められます。その間，fMRI（磁気共鳴機能画像法）で脳

画像を撮影されますが，自分の所有物ではない品物についてもいくつか決断をしてもらいました。そして，ためこみ症の人たちとそうではない人たちの脳画像を比較したところ，2つの部位で，脳の活動が大きく異なっていることが発見されました。ためこみ症の人たちは，比較的重要ではない決断（自分の所有物でない品物についての決断）をするときに，前頭葉と左右の側頭葉の活動が低下していました。脳のこれらの部位は，物事の関連性や重要性の判断に関与しています。一方で，自分のダイレクト・メールについて，捨てるか捨てないかの判断を求められる場面では，脳の同じ部位が過剰に活動していました。つまり，ためこみ症の人たちの脳の活動は，低すぎるか高すぎるかの両極端だったのです。

　脳のこれらの部位の活動が十分でないということは，何を意味しているのでしょうか？われわれは，ためこみ症の人たちのなかには，多くのモノを重要でない，あるいはどうでもいいモノだと考えている人がいるのではないかと推測しています。モノをためこむ人たちの家族は，大切な人に対して苛立ちを覚え「どうすればこんな生活が我慢できるのか？こんな生活状況がいかにひどいものであるか，わからないのだろうか？」と自問自答しています。脳画像の結果によると，おそらくためこみ状態の人たちには，わからないのでしょう。あるいは，少なくともためこみ状態の人たちは，そうでない人たちとは感じ方が違うのです。"お掃除大好きさん［掃除フリーク・狂］"は，感情的にならずにクラッターの山積みの傍を歩くことができません。クラッターが気になって仕方ないので，「何とかしなければ」と思います。これらの人たちの脳では，前頭葉と左右の側頭葉がこう言ってきます：「ほら，こいつは重要なモノだから注意を向けて！」と。しかし，もしあなたがためこみ症であるとしたら，あなたの脳は同じメッセージを送ってくれません。

　しかも，あなたの脳は両極端なのです。自分の所有物について大事な決断をしなければならないときに，ためこむ人たちの前頭葉と左右の側頭葉は過剰に活動します。脳のこれらの部位が過剰に活動すると，どうなるのでしょうか？　脳のこれらの部位が「ほら，これは重要なモノだから注意を向けて！」というメッセージを送る司令塔であったとしたら，どうでしょう。あなたが何かを決断しようとしている間，ずっとこのようなメッセージが頭のなかで鳴り響いている状態です。そのため，多くの人たちは，モノをためこむ人たちがどうしてこんなに"単純"な決断に困るのかと，理解に苦しみます。さあ，ためこむ人たちの脳のなかで何が起こっているのかを理解した今，ためこむ人たちにとって決断がそう"簡単"ではないことがおわかりいただけたでしょう。あらゆるモノが重要で，関連があり，注意を払うべきモノのように思えるのです。その結果，あらゆるモノが大切であるため，何1つ捨てられなくなってしまうのです。

　では，どうすることもできないのでしょうか？　そんなことはありません。ジグムント・フロイト（Sigmund Freud）がこんな名言を残しています："生物学は宿命ではない"。確かに，脳の活動は思考に大きな影響を与えます。しかし，その逆もまた然りです。何を考え，何を感じ，どう振る舞うかを意識することによって，脳の活動をポジティブに変えて

いくことができます。実際，われわれの研究結果によると，本書で概要を紹介する認知行動療法（CBT）が上手くいった人たちは，脳の活動も正常に近づいていました。考えや感じ方を変えれば，脳も変わるのです。

注意力の問題

　ためこみの問題をもつ多くの人たちは，課題に注意を向け続けることが非常に難しいです。周囲のことや自分の考えや感情によって，容易に気が散りやすいことがわかっています。われわれが治療した人たちのなかには，注意や集中の維持が慢性的な問題である注意欠如・多動症（ADHD）の診断を受けている人がいました。ADHDがなくても，うつ病や疲労感，不安，あるいは考えなければならない数多くのことで気が散りやすいことを自覚している人たちもいます。注意力は，気が散るものを跳ね除けるための基本的な認知機能の1つです。注意力なしには，簡単な課題であっても取り組み続けることが非常に難しくなります。われわれが本書を書いているときも，テレビやラジオを消したり，スマートフォンの電源を切ったり，研究室などの邪魔が入らない場所に逃げ込むことによって，注意を逸らすものから自分を守ります。周囲で起きていることが多ければ多いほど，1つのことに効率よく取り組みにくくなります。たぶんあなたも仕事や勉強中は同じではないでしょうか。ためこみの問題をもつ人たちの注意は逸れやすく，抗えないほどです。これは，環境の外部からというよりも，むしろその人の内側から生じます。バッファローの群れが一斉に走っている真ん中にいて，難しい数学の問題やクロスワードのパズルのような，非常に複雑な課題解決をしようとしているのをイメージしてみてください。課題が非常に難しく頭を絞らなければならず，あなたの認知的許容量を超えるような状態です。これは，ためこみの問題をもつ人が所有物を仕分けるのを試みていることに類似しています。仕分けることに焦点を向けようと試みても，仕分け課題から注意が逸らされてしまいます。さまざまなことを感じ，重要と思える新しい考えが湧き上がってきます——いまいましいバッファローが，次々と邪魔をしてくるのです！

　モノを仕分けて処分するという不快な課題に取り組んでいる最中に，注意を持続させることは難しいです。一方，モノを手に入れるときには，一見すると正反対の問題が生じていることがよくあります。強迫的に品物を購入したり，無料のモノを手にしたりするときには，対象となるモノに注意が"固定（ロックオン）"され，それを手に入れるという考えを止めることができません。対象となるモノとそれから得られることに対して注意が向いていますから，それを購入したり手に入れることに伴う金銭面や場所と時間，それ以外の問題については考えもおよびません——帰宅するまで想像だにしないのです。

カテゴリー分類の困難さ

　あなたの所有物が山積みされている大きなテーブルの前に座っている光景をイメージし

てください。ここには何枚かの衣類，いくつかの食品の缶，何冊かの雑誌など，保管目的や理由のない大量のモノがあります。これらを仕分けするように依頼されても，それ以上の指示は何も与えられないとき，あなたはどのようなカテゴリーを作りますか？ いくつの山積みができるでしょうか？ もしあなたが，ためこみの問題をもたないほとんどの人たちのようであれば，比較的少ない数のカテゴリーを思いつくでしょう——たとえば，食べ物，読み物，衣類など——そして，それぞれのカテゴリーには多くの品物が含まれるでしょう。一方，もしあなたがためこみの問題がある多くの人たちのようであれば，カテゴリーは違ったものになるでしょう。たとえば，"食品"の代わりに，野菜，フルーツ，マグロ，オートミール，香辛料など，数多くのカテゴリーを作り，1つのカテゴリーには少しの品物しか含まれません。これは，まさにわれわれの研究の1つで明らかになったことです。ためこみの問題をもたない人たちに比べ，ためこみ症の人たちは自分の所有物を大きなカテゴリーに分類することが難しいのです。それぞれの品物がとても特別に思えるので，他の品物と一緒に分類することができません。結果として，いくつかの大きなカテゴリーではなく，小さなカテゴリーがたくさんできあがります。興味深いことに，この現象は自分の所有物の仕分けをするときにしかみられず，他の人のモノを仕分けるときにはまったく起きないのです。これは，ためこみの問題をもつ人たちが，モノを分類する能力をもっていますが，自分の所有物を分類するときだけ，感情が邪魔をして情報処理の仕方が変わることを示しています。自宅の片づけのような課題に取り組んでいるときは，少ない数のカテゴリーの方がずっとやりやすでしょう。たとえば"食品"という1つのカテゴリーだけに取り組んでいる場合，このカテゴリーのすべてが台所にあると考えると，ずっと楽に行えます。一方，食品関係のカテゴリーを8つ，9つ，あるいは10に分類すると，1つひとつについて検討し決断しなければなりません。比較的簡単な決断は，複雑な決断の連続になります。

意思決定の困難さ

　上述したカテゴリー分類と注意力の困難さを考えると，ためこみの問題をもつ人たちが頻回に決断することの難しさを体験するのも当然でしょう。意思決定の問題は，何を保存・保管し，何を処分するかを決めようとしているときにだけみられることがあります。しかし，多くの人たちにとって，日常生活すべての場面で，優柔不断さは1日中頭を悩ませます。何を着て，どこに出かけて，何を食べるかなどを決めることができません。これらの人たちにとって，日常の意思決定はすべて大きな試練のように感じられます。意思決定の難しさは完璧主義（以下に，詳細を述べます）のような信念に関連しているときもあれば，決断するために必要となるすべての情報を処理することが難しいことに関連しているときもあるようです。

　ヘレン（第2章）からクラッターのことをきいたとき，彼女が日常生活における意思決

定の困難さを抱えていることが明らかになりました。ヘレンは「1 通の郵便が届いたとき，わたしはそれについてどうしていいのかわかりません。それは大切なのか？ それはゴミにしていいのか？ もしそれを捨てたら，後でそれが必要になるのではないか？ もし間違った決断をしたらどうなるのか？ 不安になって何をしていいのかわからなくなるので，その郵便をテーブルの一番上に置いて，長い間そのままにしておきます」とわれわれに語りました。

記憶の問題

　ためこみ症の多くの人たちは，モノを憶えておくのに苦労するとわれわれに語ります。しなければならない家事，支払わなければならない請求書，守らなければならないアポイントメントなどを憶えておけません。そのため，モノを視覚的に思いださせるものをリマインダーとしてよく使います。たとえば，多くの人は（ためこみの問題をもつ，もたないにかかわらず），請求書を見えるところに置いて，支払いを憶えておくようにしています。われわれも時々このようにしています。これは，記憶の補助として効果的かもしれません。しかし，忘れないようにするために目の前にあまりに多くの視覚的リマインダーを置いておき，効率よく整理されていない場合に問題が生じます。たとえば，支払う必要のある 1 枚ずつの請求書ではなく，10 枚の請求書を 1 つにまとめて特定の場所に置く代わりに，家のなかのさまざまなところに置いておくことをイメージしてください。牛乳もなくなったので，新聞の山の上に牛乳の空容器を置きます。サイズの合わないセーターを店に返却する必要があるので，ソファの上の何枚かの請求書の上に置きます。しかし，リマインダーを使って記憶を高める方略が裏目に出て，自分を苦しめることになるのが容易にわかるでしょう。効率よくこれらのすべてを憶えておこうとしても，圧倒され，混乱し，実際はこれらを憶えておくのが難しくなります。

2　あなたの考えのなかのためこみ

　さまざまな面で，ためこみの問題がある人たちの信念や考えは，そうでない人たちとそれほど違いません。何をとっておいて何を捨てるべきか，あるいは何を手に入れて何を手放すべきかといった悩ましい決断を迫られるとき，以下のような考えと格闘することは，ごく自然なことです。本書の著者であるわれわれもそうです！

　「まだ役に立つかもしれない」
　「間違った判断をしたくない」
　「これは，わたしにとって思い出深いものだ」
　「これは，わたし自身の一部だ」

「これをもっていると，安心する」

　ですから，モノをためこむ人たちにとってやっかいな点は，この人たちの考えや信念が完全に不合理なものである，というわけではないところにあります。むしろ，問題となるのは，このような考えや信念がかなり根強く融通が利かなくなってしまい，賢明な選択を邪魔してしまうことです。その結果，1つの見方にこだわらない柔軟な考え方から遠ざかってしまうのです。ここからは，モノをためこむ人たちにとって問題となる，よくある信念について説明していきましょう。

利用価値，無駄および責任感に関する信念
　前述したように，ためこみの問題をもつ人たちは品物の活用法を考えるのを非常に得意としています。他の人たちががらくたとみているモノを，彼らはチャンスにあふれたモノとみます。たとえば，湿気ったコーンフレークがまだ少し残っている箱など，使い切っていないアイテムもあれば，クラフトに使えるかもしれないキッチン・ペーパーのロールなど，再利用可能なアイテムもあるでしょう。それに，これらの再利用可能なアイテムは，リサイクルや他の人に譲ることができます。
　このように考えると扱いにくい場合があります。節約家であったり，創造的であったり，環境保護への意識をもつなど，美徳な考えはその人の強さですが弱さにもなりえます。行き過ぎると，このような美徳な考えは，融通が利かなくなります。その人がよりよく暮らすのを助ける代わりに，これらは乗り越えられない障壁にもなります。頭のなかでは，こんなことが起こっています：「これを再利用する方法をいくつか思いついた。だから，再利用する**責任**が（わたしには）ある。もしそうしないと，わたしが**無駄を生みだす**存在になる。そうなれば，わたしはひどい人間になってしまう。でも，今はとても疲れているし，ストレスもたまっているし，十分な時間もないから，計画したようにはできそうにない。**ひどい人間**になりたくないから，ちゃんとできるまでこれをとっておこう」。しかし，きちんとできるときは，いつまで経ってもやってこないのです。

豊かすぎる創造力
　われわれがお会いしたためこみの問題を抱える人たちの多くは，非常に知的で，頭の回転が早く，創造力にあふれていました。まさかと思うかもしれませんが，この豊かな創造力が時に問題の一部になるのではないかと，われわれは考えています。ためこみの問題をもつ人があるモノを手にしたとき，頭のなかにはありとあらゆる素晴らしいアイディアとチャンスが浮かんできます：「修理できるはず！」「これを欲しがる人がいる！」「これを解体した部品は他のモノに使える！」「これを修理して売れば，お金になる！」「再利用すれば環境にやさしい！」「いろんな手芸品や飾り物に使える！」。

こころあたりがありますか？　もしそうであれば，あなたもあまりに創造的すぎて困ったことになる人たちの1人かもしれません。あなたの脳はとてもたくさんの素晴らしいアイディアを思いつくので，モノを手放すことをためらうようになってしまうのかもしれません。多くの場合，"頭"では支払うべき小切手を準備していても"からだ"が支払える限度額を超えてしまうように，その人の創造性を実現するには限度を超えてしまったときに，問題が生じます。1つのアイテムを前に考えがひらめいて，それを実行する。次のアイテムを前にまた考えがひらめいて，実行する。そうなっていれば素晴らしいことで，世間でみかける創造的な便利屋，起業家，贈り物が好きな人，職人などによくみられます。しかし，ためこみの問題をもつ人たちは，次から次へと考えがひらめいて，あれやこれやと創造的な理由からモノを保存し続けます。しかし，思いついたことを実行することは決してありません。こうして，自分自身の豊かな頭脳の犠牲者になってしまうのです。

完璧主義

多くの人たちにとって，完璧主義とためこみ状態が切り離せない関係であると理解するのは難しいことです。"完璧主義の人"の場合，その人の家は汚れのないきれいな状態で，すべてあるべき場所に置かれている場面をイメージします。一方，ためこみの問題をもつ人たちのなかには，完璧主義が異なった働きをすることがあります。たとえば，活用可能な何かを偶然捨ててしまうのではないかといった，誤った決断をすることを怖れるので，決断する必要のある状況では，不安や心配といったネガティブな感情が高まります。その結果，意思決定のプロセスすべてを避けるようになります。基本となる判断基準は"確実に正しいという確信がもてない場合は，何もしない方がいいだろう"となります。逆説的に言えば，完璧主義の人はその信念のために，自宅が完璧でない代表例になってしまうのです。

3　あなたの感情のなかのためこみ

とても嫌な感情

われわれがお会いしたためこみの問題を抱えるすべての方ではありませんが，ほとんどの人が嫌な思いをしていました。ためこみの問題そのものに対して嫌な思いを抱くときもあれば，そうでないときもあります。いずれにせよ，何に嫌な思いを抱いているのかわからないまま，いつも，嫌な感情を抱いていました。ためこみの問題をもつ人たちによくみられる不快な感情には，**悲しみ**，**嘆き**，**孤独感**，そして**渇望**といったものがあります。絶えず悲しんだり落ち込んでいる人もいれば（既に説明してきたように，われわれの研究ではためこみの問題をもつ人たちの多くがうつ病と診断される状態でした），悲しみや気分の落ち込みが現れては消えていき，たとえば，モノを手放すときにだけ，といった特定の

状況でだけ，ひょっこり顔を出すこともあります。あるいは，**不安**，**怖れ**，**緊張**，そして**心配**といった感情もあるでしょう。ためこみの問題をもつ人たちのなかには，不安症と診断される状態の人も多いですが，そうでない人たちであっても，特に確信がもてないことについて決断しなければならないときには，緊張や不安を感じるものです。他にも，**罪悪感**や**後悔**という形で嫌な感情が現れることもあります。罪悪感や後悔は，ためこみの問題をもつ人が，モノに対する責任や誰か他の人に役に立つという信念をもっている場合によく抱く感情です。これらの感情に加えて，**怒り**，**不満**，**短気**，そして**苛立ち**を感じる人もいます。誰か他の人が，あなたやあなたの所有物をコントロールしようとするときに，こころの底から湧きでてくる感情です。そして，怒りや傷ついた感情は，第三者の意見に素直に耳を傾けることを難しくさせてしまいます。

　このような感情は，ためこみ状態とどのような関係にあるのでしょうか？　われわれは嫌な気持ちを抱いたとき，何か気持ちのよいことをしたいという強い欲求を抱きます。詳しいことは本章の最後でとりあげますが，簡単に説明すると，モノをたくさん手に入れてとっておくという行動は，不快な感情から手っ取り早く楽になろうとする行動なのです。

感傷的愛着

　ためこみの問題をもつ人たちは，自分の所有物に対し強い感情と同様に，所有物に対する価値や重要性に対する強い信念をもっていることがよくあります。これらの反応の1つに，所有物に対する強い感傷的な愛着があります。ほとんどの人は，いくつかの品物に対し何らかの愛着を抱いています。そして何年も履き古したジーンズや，大切な人たちとの思い出深い写真が貼られているアルバム，人生の特別な出来事にまつわる思い出の品物を保管しています。このような感傷的な状態は自然であり，他の人や別の時間とつながっているのを感じることに役立ちます。しかし，ためこみ症の人たちは，食料品の買い物リストやサイズの合わない服など，他のほとんどの人が抱かないようなモノに対し，感傷的な愛着を抱くことがあります。ある人たちは，これらのアイテムが人生の形ある記録となり，これらを捨てることは，自分の人生の一部を失うように感じます。何人かの家は，亡くなった大切な人が所有していた品物や，大切な人を思いださせるモノでごった返しています。悲しさのあまり，これらを処分することで，大切な人とのいい思い出を捨てるかのように感じるので，保存し続けます。このような状態は必ずしも珍しいことではありません。われわれの多くが，愛する人たちを思いださせてくれる品物にしがみつきます。しかしある人たちは，大切な人たちとのいい思い出を作ったり，大切な人たちを尊敬する以上の品物を保管し，自分で問題を生みだしています。

　愛着がかなり極端になった場合には，モノに思考や感情，欲求があるなど，モノがあたかも人間であるかのように考えたり，扱ったりします。心理学者はこれを，無生物に対して，人間の性質を与えるという意味で"擬人化"と呼んでいます。われわれは，臨床や研究プ

ログラムを通じて，このような方々に出会ってきました。ある人は，「悲しがる」だろうという理由で，古くなった人形ですら捨てることを嫌がりました。別の人は，食べ終わった後のヨーグルトの空容器を捨てた後に，自分がとても悪いことをしたように感じ，その空容器にふさわしい家を与えてあげられなかったことを謝りたいと言っていました。2人とも，妄想を抱いていたわけではありません。実に論理的に，人形もヨーグルトの空容器も，感情のない無生物であることをはっきりと認識していました。しかし，2人とも，悲しみ，同情，そして罪悪感といった感情を振り払うことができなかったのです。

アイデンティティの感覚

　ためこみの問題をもつ人のなかには，所有しているモノによって自分がどのような人であるかを明らかにするように，モノによって自分が自分であるという感覚を得ている人もいます。ある女性は「あまりにたくさんのモノを捨てると，わたしには何も残らないでしょう」と語りました。われわれはこのような考え方を“品物とアイデンティティの融合”と呼んでいます。そして，われわれが出会った多くの人にとって，所有物はその人のありたい状態を示す役割を担っていました。自分は職人か芸術家であると称しながらも，実際は，作品を作るよりも新しい材料を集めることに時間を費やす人たちがいます。自分のことをこころの広い寄贈家，あるいは修埋に長けた大工や技術者だと思っている人たちもいますが，贈り物を買っても実際にはプレゼントをしなかったり，壊れた椅子や芝刈り機を拾ってきても決して修理することがなければ，理想の自分にはなれないのです。

　以下の言葉は，ビルがモノの入手と保存に関し主張した発言です：「わたしはモノの価値に関し良識をもち，掘り出し物を見つけることに長けています。先週のフリー・マーケットのセールでステレオ・スピーカーを$5で買いました。他の場所で同じスピーカーを$15で見たことがあります」。ビルは自分のことを目利きの投資家だと思っています。これが彼のアイデンティティなのです。しかし，購入した品物を減多に売らないことがビルの問題でした。代わりに，購入したモノはホコリだらけの状態で家のなかに積み上げられます。われわれはこう考えました。買い得なモノを見つけたときに，ビルは理想の自分である目利きの投資家になっていると感じ，新しく手に入れたモノを目にしているときに，少なくとも彼の頭のなかでは，彼はなりたい自分になれるのです。イメージの世界が彼の思い込みを裏づけます。そして，集めたモノを目にするたびに，ビルはなりたい自分になっていると思います。このイメージがビルを苦しめ，買い得のスピーカーを手に入れることを諦めることができません。彼にとっては，自分の大切な一部であるアイデンティティを諦めるようなものです。考えてみれば，ビルは**何を行うか**ではなく，**何を所有しているか**で自分がどのような人であるかを定義しているのです。

安全感，安心感，コントロール感

　ためこみの問題をもつ人のなかには，所有物から安全感や安心感を得るためにモノを処分しないでとっておく人もいます。所有物を，危険な世界と感じるものから保護されている感覚を提供する“巣［安息所・隠れ場所］”や“繭”と表現する人たちがいます。彼らは，所有物に囲まれていないと何か悪いことが起こるのではないかと，時折ひどく心配します。しかし，他のときは，所有物によって安心感が得られても，実際には守ってくれないこともわかっています。皮肉なことに，多くの場合，所有物は傷つくリスクを弱めるよりも高めます。クラッターのひどい状態は，生活の質の低下は言うまでもなく，火事や転倒，健康障害を発症するリスクを高めます。

　所有物から安全感と安心感を得ている人にとっては，他の人が所有物に触ったり，取り除こうと試みることが耐え難くいたたまれないのです。他の人が助けようとすることすら，ためこみ症の人にとっては，まるで安心感の基盤が脅かされるように感じます。そのため，常に自分の所有物のコントロールを，決して手放さない思いが高まります。この状態は，善意の思いから家族が，ご本人が知らない間に所有物を動かしたり処分するとき，悪化するでしょう。ご本人がこれを発見したときには，侵入され危険が迫っているように感じ，所有物のコントロールをさらに強く主張し続けます。

ポジティブ感情

　これまで触れてきた感情に加えて，ためこみの問題をもつ人たちの多くは，欲しいと思っていたモノを初めて目にしたときや，失くしたと思っていたモノを見つけたときに，興奮，喜び，好奇心，快感などの強いポジティブ感情を体験しています。ためこみをしている女性の多くは，「買い物に出かけたときに非常に興奮してしまい，とても嬉しいので予定していた以上にお金を遣ってしまうことがよくあります」と話します。他にも，別のモノを探してそこらへんをひっくり返しているときに，山積みのなかから失くしたモノがひょっこり出てくると，この上ない喜びを感じると話す人はたくさんいます。残念なことに，このようなポジティブ感情は，モノの入手やためこみ行動に伴う損失や犠牲について理性的に考える際に，邪魔になることがあります。それについては，以下を読み進めることですぐにわかっていただけるでしょう。

4　あなたの行動のなかのためこみ

　結局のところ，クラッターの原因は大量のモノを手に入れ，処分することを余りにも避ける行動にあります。なぜ，こうなってしまうのでしょうか？　多くの人たちにとって，モノの所有は喜びと不快感という強い感情を同時にもたらします。これらの感情は，強い動機にもなります。既にお話してきたように，多くの人たちにとって，自分の所有物を処

分することは不安や恐怖感につながります。自分の所有物を手放すことを考えると，悲嘆，喪失感，悲しみ，罪悪感を抱くと語る人たちもいます。モノを分類して処分することを考えているときでも，特に他の人からプレッシャーをかけられているように感じる場合には，不満と怒りが湧き上がってくることがよくあります。そうなると当然，人は不快な感情を避けたり，不快な感情から逃れるために，自分のモノを分類するどころか，見ようとすらしないかもしれませんし，捨てるという難しい決断をしないでモノを保管し続けるか，あるいは気持ちを落ち着かせるために他のモノを手に入れるかもしれません。人は，不快な感情を**軽減**するために，決断を回避したり，モノを手に入れるという手段を使っています。

　ポジティブな面では，多くの人たちは所有しているモノを見たり，失ったと思っていたモノを見つけたり，手に入れたい"宝物"を見つけると，ここちよかったり"高揚する"感情を抱きます。このようなポジティブ感情に強く惹かれるために（われわれは，これを"**褒美**［ペイオフ］"と呼んでいます），たとえば，保管する場所もないのに，品物を買ってしまったり，処分しようと思っていたモノを捨てないでとっておいたりといった，結果的には，百害あって一利なしの行動をとってしまいます。

　そのため，多くの場合，クラッターは気分をコントロールすると考えることができます。人は，モノを所有することで，ここちよい感情を最大限にしたり（褒美），不快な感情を最小限にしたりしています（軽減）。もちろん，クラッターが耐え難い状態にまで広がってしまうことがあるように，この外的手段が常にその人にとって最適な結果を生むとは限りません。

　ビルは褒美によって行動の一部がコントロールされているわかりやすい例です。彼はフリー・マーケットに行って掘り出し物を見つけたとき，強い喜びを感じます。"宝物"を見つけた自分を祝福し，"勝利のスリル"と呼んでいる体験をします。ここちよさが力強い動機になりえることは容易にわかるでしょう。このような感情を求めて，ビルは何度もフリー・マーケットに通い続けることになります。もちろん，感情は長続きすることは決してありません。ビルが新しい所有物を手にして帰宅したとき，これを置く場所のないことにすぐに気づきます。不満と混乱のなか，ビルはそれを山積みの上に投げ入れ，結局それを忘れてしまいます。ビルの自宅のクラッターに対する不満，混乱，不幸せな状態が，なぜ，さらなるモノの入手を阻止するように機能しないのかと，疑問を抱かれるかもしれません。これは，飲酒の問題をもつ人たちにとって，二日酔いが強力な抑止力にならないのと同じ理由です。人は，長期的な結果よりも短期的な結果によって，もっとも強く動機づけられる傾向をもっており，これが問題の大きな部分を占めています。行動の長期的影響を考える代わりに，われわれは今－この瞬間の奴隷になります。

　ヘレンの状態は少し異なっています。彼女はモノを入手する行動から，スリルやここちよい感情を抱きません。むしろ彼女は苦痛軽減の犠牲者で，彼女の行動は不快な感情から彼女自身を守るのです。既に学んだように，ヘレンが1通のダイレクト・メールを手にし

第6章　ためこみ状態は，どのように生じたのでしょうか？　77

たとき，ありとあらゆる種類の心配がこころに湧き上がってきます。誤った決断をして，後でそれが必要になるのではないかと怖れます。それに不安や圧倒されるような強いネガティブ感情を体験し，これらの感情がヘレンの行動に強い影響をおよぼします。処分することを避けることによって，これらの強いネガティブ感情や怖ろしい考えを体験しないですみます。もちろん，彼女は大量のクラッターをためこんでいるので，このような自宅の状態を前に，どうしてきれいにしようとしないのかと，あなたは訊ねるかもしれません。ヘレンの返答はビルのものと同じです。長期的には不快であるかもしれませんが，ビルにとってモノを手に入れた瞬間のスリル感や，ヘレンにとってモノを処分する際の混乱と恐れを回避することで得られるここちよさの方が，強い動機にはなるのです。

5　あなたに試してもらいたい実験

　どうしてモノを処分しないでとっておくのかを，もっとよく理解するお手伝いをしたいと思います。あなたに実験をしていただきます。この実験では，あなたの家にあるモノを3つ，選んでもらいます。散らかっている部屋のモノならなんでも構いません。そして，3つのモノを手放すことができるかどうか，チェックしてみてください。捨てる，リサイクル，売る，どこかに寄付するなど，どんな手段でも構いません。ここでの目的は，モノを捨てることではありません。そうではなく，自分自身について理解を深め，あなたがモノを処分しないでとっておく理由について知る機会にすることです。この実験が終わる頃には，モノを手放すことを決心しているかもしれませんし，そうでないかもしれません。すべて，あなた次第です。

　それでは最初に，3つのモノを選んでください。1つは，**簡単に**手放せるだろうと思うモノにしてください。もう1つは，手放すのが**やや難しい**と思うモノにしてください。そして最後の1つは，手放すのが**とても難しい**と思うモノです。

　まず，簡単なモノからやっていきましょう。さあ，それを，ゴミ箱でもリサイクル用の箱でも，寄付用の箱でも構いませんから，入れてみましょう。ベストをつくして，手放すのです。以下に，何を感じどう思ったかを書き留めておきましょう。

簡単に手放せそうなアイテム

それは何ですか？ _____
手放そうとしたときに，以下のような経験をしましたか？　あてはまる項目の□に✔を入れましょう。✔を入れた項目には，感じたことや思ったことなど，何でも構わないので書き留めておきましょう。

□ 手放すという作業に注意を集中させることが難しかった

□ それがどのカテゴリーに属するのか判断するのが難しかった

□ 決断するまで辛かった

□ それを手放さないでとっておく理由をたくさん思いついた

□ 記憶を助けるために，それが必要だと思った

□ もったいない，あるいは無責任ではないかと悩んだ

□ 間違いを犯したり，自分が完全でなくなってしまうのではないかと心配した

□ それに感傷的，あるいは情緒的な愛着を感じた

□ それが自分の一部であるように感じた

□ それを手放すことを考えると，安全でない，あるいは自分をコントロールできない
ような感じがした

□ あまりにも不快に感じ，それを手放すことができないように感じた

□ その他

それを手放すことを，どれぐらい難しいと感じましたか？
0 - 10 で評価してください。

0	1	2	3	4	5	6	7	8	9	10
非常に簡単		とても簡単			やや難しい		かなり難しい		非常に難しい	

実際に，それを手放すことができましたか？　□ はい　□ いいえ

第6章　ためこみ状態は，どのように生じたのでしょうか？　79

　次に，手放すのが**やや難しい**と思うモノでやってみましょう。簡単なモノを手放すことができたかどうかにかかわらず，挑戦してみてください。大事なことは，手放さずにとっておくというあなたの行動について理解することです。モノを捨てようとしているわけではありません。それでは，手放すのがやや難しいと思うモノを選んで，挑戦してみましょう。以下に，何を感じどう思ったかを書き留めておきましょう。

手放すのがやや難しそうなアイテム

それは何ですか？ _____
手放そうとしたときに，以下のような経験をしましたか？　あてはまる項目の□に✓を入れましょう。✓を入れた項目には，感じたことや思ったことなど，何でも構わないので書き留めておきましょう。

☐　手放すという作業に注意を集中させることが難しかった

_____

☐　それがどのカテゴリーに属するのか判断するのが難しかった

_____

☐　決断するまで辛かった

_____

☐　それを手放さないでとっておく理由をたくさん思いついた

_____

☐　記憶を助けるために，それが必要だと思った

_____

☐　もったいない，あるいは無責任ではないかと悩んだ

_____

☐　間違いを犯したり，自分が完全でなくなってしまうのではないかと心配した

_____

☐　それに感傷的，あるいは情緒的な愛着を感じた

_____

☐　それが自分の一部であるように感じた

_____

☐　それを手放すことを考えると，安全でない，あるいは自分をコントロールできないような感じがした

_____

□　あまりにも不快に感じ，それを手放すことができないように感じた

_____

□　その他

_____

それを手放すことを，どれぐらい難しいと感じましたか？
0 – 10 で評価してください。

0	1	2	3	4	5	6	7	8	9	10
非常に簡単		とても簡単			やや難しい		かなり難しい		非常に難しい	

実際に，それを手放すことができましたか？　　□ はい　　□ いいえ

　　最後に，手放すのが**とても難しい**と思うモノでやってみましょう。これまで挑戦した2つのモノを手放すことができたかどうかにかかわらず，挑戦してみてください。それでは，手放すことがとても難しいと思うモノを選んで，やってみましょう。以下に，何を感じどう思ったかを書き留めておきましょう。

手放すのがとても難しそうなアイテム

それは何ですか？ _____
手放そうとしたときに，以下のような経験をしましたか？ あてはまる項目の□に✓を入れましょう。✓を入れた項目には，感じたことや思ったことなど，何でも構わないので書き留めておきましょう。

□　手放すという作業に注意を集中させることが難しかった

_____

□　それがどのカテゴリーに属するのか判断するのが難しかった

_____

□　決断するまで辛かった

_____

□　それを手放さないでとっておく理由をたくさん思いついた

_____

☐ 記憶を助けるために，それが必要だと思った

_____

☐ もったいない，あるいは無責任ではないかと悩んだ

_____

☐ 間違いを犯したり，自分が完全でなくなってしまうのではないかと心配した

_____

☐ それに感傷的，あるいは情緒的な愛着を感じた

_____

☐ それが自分の一部であるように感じた

_____

☐ それを手放すことを考えると，安全でない，あるいは自分をコントロールできない
ような感じがした

_____

☐ あまりにも不快に感じ，それを手放すことができないように感じた

_____

☐ その他

_____

それを手放すことを，どれぐらい難しいと感じましたか？
0 – 10で評価してください。

0	1	2	3	4	5	6	7	8	9	10
非常に簡単		とても簡単			やや難しい		かなり難しい		非常に難しい	

実際に，それを手放すことができましたか？　☐ はい　☐ いいえ

それではここで，気づいたことを簡単に振り返っておきましょう。手放さないでとって
おく理由は何でしたか？　あてはまるものに✓を入れましょう。

☐ 注意を持続させることに難しさがある
☐ カテゴリーに分類することに難しさがある
☐ 意思決定に課題がある
☐ 必要以上に創造的なアイディアにふけってしまう
☐ 記憶に対する自信がない

☐ まだ使える，もったいない，責任があるといった強い信念をもっている

☐ 間違いを犯したり，自分が完璧でなくなることに怖れを感じる

☐ モノに対して強い感傷的愛着を感じる

☐ 自分が自分であること（アイデンティティ）を確認するためにモノを用いている

☐ 安全や安心感に関する強い信念，あるいは自分のモノを自分でコントロールする必要があるという強い信念をもっている

☐ 嫌な気分になるという理由で手放すことを避けている

☐ その他 _____

6 すべてを組み合わせます

おわかりのように，ためこみ状態は 1 人ひとり非常に異なる複雑な状態です。ためこみ状態では，乱雑に山積みになったクラッターの存在が必ずみられますが，この**理由**は非常に個別性が高いものです。そのため，あなたのクラッターの理由を理解することが大切な最初のステップです。

あなた自身の乱雑に山積みになったクラッターの理由を理解することは，大切な最初のステップです

図 6-1 で，われわれが本章で概説してきた，ためこみ状態の理由を視覚的に描写してみました。図の右側はクラッターです。左側をみると，クラッターはモノの入手や処分を回避するなどの特定の行動パターンによって引き起こされているのかわかります。そして行動パターンは，所有物に対する感傷的愛着と役に立たない信念（"非機能的信念"とも言います），情報処理の問題，そして苦痛軽減と褒美（"強化"とも言います）によって引き起こされます。

ためこみの理由が，人によってどれほど異なるのかをみてみましょう。図 6-2 で，上部にヘレンのためこみの問題を，下部にビルのものを図式化しました。ご覧のように，ヘレンとビルはある点では似ていますが，他の点では違っています。2 人とも生活空間に大量のクラッターがあり，処分することを回避しがちな行動パターンがあります。それぞれ，不快な感情を抱かないように回避行動をとっています。しかし，所有物に関するヘレンの信念はいつも完璧主義と失敗（間違った決断をするのではないかという強い心配）に関連していますが，ビルの信念は，所有物に基づくアイデンティティの感覚に関連しており，自分は起業家で失われた宝物の発見者であると認識するこ

ためこみの問題を抱える人たちは，意思決定の困難さもしょっちゅう経験しています

とを，所有物が助長しています。ヘレンの情報処理の問題は，決断をして注意力を維持する困難さを含んでいますが，ビルは彼独自の"過度の創造性"の被害者です。最後に，ヘレンにはありませんが，ビルは新しい所有物を手に入れたときにポジティブな感情を抱きます。

　さあ，あなたの番です。図6-3は，あなたのためこみの状態について書き込むようになっています。本書を通して何度もお伝えしているように，実際に鉛筆やペンをもって書き込むことで，本書を有効活用できます。ただ考えているだけでは十分ではありません。図6-3を使って，あなたのためこみの理由を明らかにできるかどうか確認してみてください。完璧に書き込むことを心配しないでください。あなたはいつでもここに戻ってきて，記入したことを書き直すことができます。ただ，決してこの部分を省略しないでください。ここで書き込んだことがためこみをコントロールするためのプログラムの出発点となり，大切な部分になります。

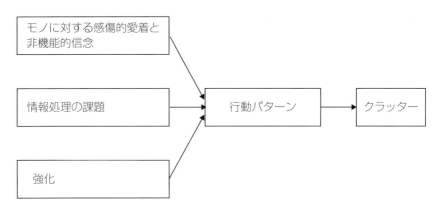

図 6-1　ためこみの全般的概念モデル

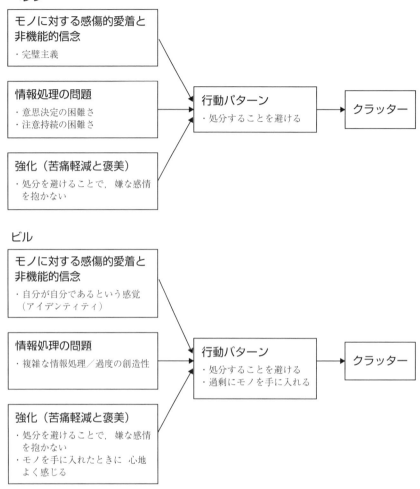

図 6-2 ヘレンとビルのためこみモデル

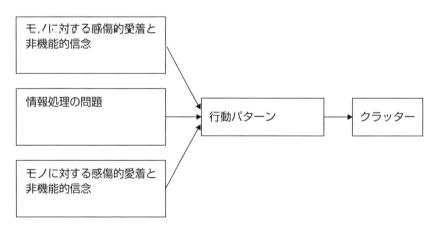

図 6-3 あなたのためこみモデル

第**7**章

動機を高めましょう

1 動機を高めるための後押し（ブースター）

　動機を高めたり維持するためにはコツがいります。人は何か問題に気づいたら，それについてすぐに何とかしたいと強く動機づけられています。そのようなときは取り組みたいことが何であるかをすぐに特定し，それに対し何をしたらよいかがわかり，それをやってのける自信があるように感じます。しかし，いつもこのように感じるわけではありません。問題であると思われなかったり，特に優先度の高い問題としないかもしれません。あるいは，問題であると認めても，どうしたらいいのかわからないのかもしれません。もしくは，どうした

もっとも意欲的な人であっても，動機が不安定になるときがあります

らいいかわかっていても，実際にそれをやりこなせるかがわからないのかもしれません。場合によっては，誠心誠意やろうと思っていても，疲労感，ストレッサー，他の優先事項に気がとられることがあります。より物事が複雑になってしまうことがあるように，やる気というものはまさに，日によって，いや，そのときどきで変化するものです。その日は一生懸命に取り組んでいても，翌日にはやろうがやるまいが気持ちが揺れ動きます。

　本章の目的は，あなたが動機を高めるために試したり挑戦してみる方法を紹介することです。あなたがためこみの問題に取り組む意欲をこの瞬間感じていたとしても，それでも本章を読むことをお勧めします。どうしてでしょうか？ とても意欲的な人であっても，動機が揺れ動くときがあるからです。そうなったときに（「もしそうなったら」ではありません，必ずそうなるときがやってきます），あなたが取り組み続けるために，いくつかの役立つアイディアをもっていて欲しいのです。

2 問題を認識します

　ためこみの問題の重症度に対するあなたの認識は，どの程度的確でしょうか？ これを確かめる1つの方法として，クラッターやモノの入手などに関し，あなたとあなたの状態

を知っている他の人たちの捉え方を比較してみましょう。これまでの人生のなかであなたは，ためこみの問題について自分以外の人がどう捉えているか，何か言われたことはありましたか？ あなたがためこんでいる量が多すぎるとか，それほどでもないとか言われましたか？ モノの入手が問題であると言われましたか？ これらの意見に同意しますか？ あるいは反対しますか？ 以下の質問紙は，あなたの感じ方が他の人たちのものとどのくらい一致するかを明らかにすることに役立ちます。

あなたと他の人たちの感じ方を比較します

　この質問紙は 10 の質問から構成されています。最初の 5 項目は，ためこみの問題がある（あるいはあるかもしれない）人が回答するものです。次の 5 項目はためこみの問題がある（あるいは，あるかもしれない）人について，知り合いの人が回答する質問項目です。そのため，友人や家族，あるいはセラピストや他の社会福祉関係の専門家で，あなたが信頼している人をみつける必要があります。大切なことは，あなたの家のなかを実際に見たことがあり，問題の重大さについてコメントする適任の人をみつけることです。

　最初の 5 項目は，ためこみの問題がある（あるいは，あるかもしれない）人が回答します。

1. 部屋がモノであふれて乱雑に散らかっていることやモノが多いことが原因で，自宅の部屋を使うことがどの程度困難になっていますか？

0	1	2	3	4	5	6	7	8
まったく困難でない		少し困難		中程度困難		かなり困難		極度に困難

2. 他の人であれば処分するようなありふれたモノを，手放す（リサイクルに出す，売る，人に譲る，寄付する）ことが，どの程度困難になっていますか？

0	1	2	3	4	5	6	7	8
まったく困難でない		少し困難		中程度困難		かなり困難		極度に困難

3. 無料のモノを必要以上に集めてしまう，あるいは必要以上のモノ，また使用できる以上の量や買う余裕のないモノを買ってしまうという問題が現在どの程度ありますか？

0	1	2	3	4	5	6	7	8
まったくない		少し		中程度		かなり		極度に

4. 部屋がモノであふれて乱雑に散らかっていることや，モノを手放すことができないこと，あるいはモノを買ったり手に入れてしまったりするために，どの程度の精神的苦痛を感じていますか？

0	1	2	3	4	5	6	7	8
まったくない		少し		中程度		かなり		極度に

5. 部屋がモノであふれていて乱雑に散らかっていることや，モノを手放すことができないこと，あるいはモノを買ったり手に入れてしまったりするために，自分の生活（日課，仕事や学校，社会活動，家庭生活，経済面での困難）にどの程度支障がありますか？

0	1	2	3	4	5	6	7	8
まったくない		少し		中程度		かなり		極度に

　　次の5項目は，**友人，家族，あるいは他の信頼している人**が回答します。ためこみの問題がある（あるいは，あるかもしれない）人について，これらの質問に答えてください。

1. 部屋がモノであふれて乱雑に散らかっていることやモノが多いことが原因で，自宅の部屋を使うことがどの程度難しいですか？

0	1	2	3	4	5	6	7	8
まったく困難でない		少し困難		中程度困難		かなり困難		極度に困難

2. 他の人であれば処分するようなありふれたモノを，手放す（リサイクルに出す，売る，人に譲る，寄付する）ことが，どの程度困難になっていますか？

0	1	2	3	4	5	6	7	8
まったく困難でない		少し困難		中程度困難		かなり困難		極度に困難

3. 無料のモノを必要以上に集めてしまう，あるいは必要以上のモノ，また使用できる以上の量や買う余裕のないモノを買ってしまうという問題が現在どの程度ありますか？

0	1	2	3	4	5	6	7	8
まったくない		少し		中程度		かなり		極度に

4. 部屋がモノであふれて乱雑に散らかっていることや，モノを手放すことができないこと，あるいはモノを買ったり手に入れてしまってりするために，どの程度の精神的苦痛を感じていますか？

0	1	2	3	4	5	6	7	8
まったくない		少し		中程度		かなり		極度に

5. 部屋がモノであふれていて乱雑に散らかっていることや，モノを手放すことができないこと，あるいはモノを買ったり手に入れてしまったりするために，自分の生活（日課，仕事や学校，社会活動，家庭生活，経済面での困難）にどの程度支障がありますか？

0	1	2	3	4	5	6	7	8
まったくない		少し		中程度		かなり		極度に

　ここで，あなたと信頼している他の人の回答結果を比べてみましょう。

　あなたと他の人は，問題の深刻さについて全般的に一致していましたか，あるいは意見が異なる重要な領域がありましたか？ 1ポイント以上異なる場合は，その人と十分に話し合う（しかし，口論ではありません）絶好の機会です。その人が質問に対しなぜそのように回答したのかを訊いてください。不一致の理由は何でしょうか？

　意見が異なる理由の1つとして，他の人が，あなたの生活のなかで所有物が果たしている重要な役割を認識していない可能性が考えられます。何と言っても，モノがもつ意味は非常に個別的で主観的なものですから，他の人は考えないような何か大きな価値をあなたはみいだしているのかもしれません。他の人は，おそらくあなたが所有物にどのように価値を置いているかではなく，自分たちの価値観に基づいて判断しているでしょう。そのため，少し時間をとって以下の難しい質問を自分自身に問いかけてください：

- **わたしの所有物に対する見方は他の人たちの見方と違っているか？**
- **わたしはモノの重要さ，価値あるいは有用性を過大評価していないか？**

　おそらく，あなたがこのような質問を受けるのは初めてではないでしょう。多くの場合，これらの質問は口論中に言われていると思います。口論モードではなく，逆に，冷静かつ徹底に自分に正直になってください。これらの質問に対するあなたの答えは，あなたに何を伝えてくれるでしょうか？ あなたが何かを変える必要のあることを示唆していますか？

　意見が異なるもう1つの可能性として，他の人たちは，あなたの所有するモノが多すぎて結局あなたらしく生活を送ることが妨げられている，という点に反応しているのかもしれません。別の難しい質問をあなた自身に問いかけてみてください：

- **現在の状態まで，モノを入手して保存や保管をすることで，あなたの人生が上向きになったことからそう言うことができますか？**

この質問に答えるために，一歩下がって，あなたにとってこれらのモノがどれほど重要であるかを考えるのではなく，代わりに，ためこみが原因でしないことやできないことを考える必要があります。しばらく時間をとって，第3章で記入した日常生活活動尺度を見直してください。そして，あなた自身に問いかけてください：

- クラッターやためこみのために，あなたの生活はどのくらい制限されていますか？
- あなたの生活で制限されている部分を取り戻すことは，あなたにとってどれほど重要ですか？

3　問題に取り組む準備状態はどうでしょうか？

第4章で，"あなたは変化する準備が整っていますか？（41ページ）"に関する自己評価を行いました。そこに戻って，あなたの回答をさっと見返してください。今も同じですか？　あるいは，よく起こることですが，準備状態はそのときから変化していますか？　準備状態は時間のなかで変化しがちなことを忘れないでください。ある日の準備状態のレベルが，翌日の準備状態のレベルと同じでないかもしれません。

4　あなた自身のストーリーを話してみましょう

生活のなかで大きく変化したとき，何があなたを現在の状態に導いたのか，振り返ってみることが役に立つでしょう。数分間，時間をとってこれまでのことを話してみましょう。いくつかの質問に答えていくうちに，いろいろ思いだしてエンジンがかかるかもしれません。

1. この問題が始まったのはいつ頃ですか？
2. この問題をコントロールできなくなったのはいつ頃ですか？
3. あなたのご家族や友だちはどのように反応しましたか？
4. この問題には生活のなかでの大きな変化やトラウマティックな出来事が関係していますか？
5. クラッターやためこみが原因で，失ってきたものは何ですか？
6. あなたはためこみをコントロールしようとしてきましたか？　それは上手くいきましたか？

あなたが，モノの入手と所有物の保存や保管方法を変えていくことに，葛藤を抱くかもしれないと認識することが大切です。ためこみ状態にある多くの人たちのおそらくほとんどが，アンビバレンス（両価性）を体験しています。アンビバレンスはアパシー（無関心）と同じことではありません。アパシーとは，問題に対しまったく関心を向けないことを意味します。実際，あなたは本書を読んでいますし，ここまで読み進めてきているというこ

> **家族と友人のための事実資料3:**
> **あなたの大切な人が問題の深刻さを認識するのを助けます**
>
> ためこみの問題をもつ人たちは，クラッターやモノの入手の深刻さを理解したり認めることができないことがよくあります。これは，クラッターやモノを処分することの難しさ，そして多すぎるモノを手に入れることなどの厄介な症状のために，われわれが"内省の乏しさ"と呼んでいる状態を反映しています。実際にクラッターへの助けを求める人であっても，所有物を捨てたり，仕分けて取り除くことに関する決断の難しさに直面すると，アンビバレント［両価的］な状態になります。これには，アルコール依存症など，状況を否認しがちな人たちの動機を高める方法が効果的です。
>
> この方法には，まずあなたが徹底的にその人の立場に立ち，対立しないアプローチが求められます。次に，いじわるでも恩着せがましくもなく，ほんとうに知りたいと思った質問やコメントをしてください。たとえば，その人が何も問題がないとただ否認しているのであれば，あなたは冷静にその人の状態を要約します：「あなたは何か問題がある気がほんとうにしないのですね」「自宅の今の状態にかなり満足しているのですね」。嫌味を言わず，ただ明確で直接的であることを憶えておいてください。その人が言ったことをそのまま言い換えることは，その人が聴いてもらえていると感じるのを助け，抵抗を弱めます。
>
> おそらく，こう言われた人は次のように答えるでしょう：『まあ，完全に幸せというわけではないよ。欲しいと思っている以上にモノがたくさんあるし，そろそろ手をつけようと思っているけど……』。この発言は，問題の一部を認めており，積極的にそれに取り組むことにほんの少し近づいています。「手をつけるのを計画してはいるけど，まだ実行できていないんだね。それを始めるために必要なことは何だと思う？」と続けます。繰り返しますが，冷静かつ関心をもって話してください。そうすれば，その人が葛藤について話すことに近づき，再び問題を認め，問題に取り組むことを考えさらなる前進につながるかもしれません。
>
> もちろん，最初の否認の反応に対し，「ためこんで積み上がっているモノ全部を見なさいよ！ 火事になったらどうするのよ！」と言うことはできます。あなたの状況が逆の立場であったら，あなたはこれにどのように反応するかをイメージしてみてください。自分の意見を譲らず，危険や不便さを否認し，自分の所有物の大切さと処分しないでとっておく権利を守ろうとするでしょう。したがって，このような対応は問題に取り組むための動機づけには，まったく役に立ちません。しかし，その人の立場に共感した直接的言及は，その人の抵抗を弱め，しばしばその人が問題について再考するのを助けます。

とは，あなたがアパシーでないことを示しています。アンビバレンスとは，**反対の信念や感情を同時に抱いている**ことを意味します。たとえば，居間の積み重ねられた新聞の山を処分したくてたまらなく思っていても，同時に，新聞に含まれている情報を1つも無駄に

アンビバレンス（両価的であること）はアパシー（無関心）と同じではありません

できないと思ってしまいます。寝室にもっと広いスペースが欲しいと強く思う一方で，たとえ着ることはない服であっても，ベッドの上や床に積み上がっている衣類をたった1枚手放すことですら不可能のように思えます。アンビバレンスについて理解しておかなければならない2つの大切なことがあります：

1. アンビバレンスは，自然であって正常なことです。誰もが体験することで，必要性と願望，あるいは価値観の間で葛藤する場合には，特に生じやすいです。そのため，アンビバレントであることは何も悪くありません。

2. さあ，正面からアンビバレンスに毅然と向き合い，本書に含まれているエクササイズを行い，徹底的に乗り越えるときがきました！ クラッターをきれいにしたい願望と所

有物を手放すことに対する抵抗感という，あなたのアンビバレンスの両方を丁寧にみていくことが非常に重要です。

　問題に取り組む理由が取り組まない理由をはるかに上回っているときに，人は問題解決に取り組みやすいことを第4章で説明しました。われわれは，これを"変化の天秤"と呼んでいます。あなたの変化の天秤を明らかにすることは，大切なステップです。図7-1はおそらく見覚えがあるでしょう。あなたは第4章でこれに似たものをみています。あなた自身の問題に取り組む理由と取り組まない理由を図に書き込んでください。理由をまとめるために助けが必要な場合は，第4章の例を参考にしてください。

　あなたの変化の天秤はどちらに傾きますか？　変わる方に傾くようであれば，あなたは問題に取り組む準備が整っています。一方で，変わらない方に傾くようであれば，ためこみ状態に取り組むことはあなたにとって優先度の高くないことを意味しています。変化することにより多くの理由をみいだせなければ，あなたはクラッターを片づけるのを試みる段階ではありません。言い訳がみつかるだけで成功しにくいでしょう。

変わる理由　　　　　　　　　　　　　　　　　変わらない理由

_____　　　_____

_____　　　_____

_____　　　_____

_____　　　_____

_____　　　_____

図7-1　変化の天秤

5　あなたが大切にしている価値観とあなた自身の目標

　先に進む前に，簡単な質問に答えることが役に立ちます。あなたが生活のなかでもっとも大切にしていることは何ですか？　家族？　友人？　仕事？　信仰？　あなたにとってもっともしっくりくるものを，4つか5つ挙げてみましょう。

1. _____.

2. _____.

3. _____.

4. _____.

5. _____.

次に，あなたのためこみ状態が，あなたが大切にしていることにどのような影響をおよぼしているのかを考えてみましょう。クラッターとためこみは，家族や友人との関係を傷つけていませんか？　仕事に支障をおよぼしていませんか？　あなたが大切にしていることは，さらに充実しましたか？　これらは，あなたが本プログラムに取り組み，何を保存したり保管するか，何を処分するかを決断するに際し，判断するための質問です。それと同時に，これらの質問は，プログラムの具体的な目標設定にも役立ちます。何を達成したいのか，プログラムの終了時に物事がどうなっていて欲しいかを考えてみましょう。<u>5年後</u>に，あなたの生活がどのようになっていて欲しいのかも考えてみてください。そして，考えをめぐらすだけではなく，本書のすべてのエクササイズがそうであるように，今すぐ筆記用具を手にとって，答えを書き込んでください。

われわれは，第2章で紹介したヘレンに，彼女自身の目標と変化を望む理由について訊ねました。以下に，彼女が思いついた理由を挙げています。

このプログラムに対するわたしの 目標：
1. 自宅で安全に暮らしたい
2. 必要なモノを見つけられるようになりたい
3. 恥ずかしい思いをせずに，他の人を招待できるぐらい家をきれいにしたい
4. もう一度，台所で料理ができるようになりたい

ためこみをやっつけたい理由：
1. 転んでケガをするのではないかと，家族が心配しているから
2. 孤独で，十分な人づき合いをしていないから
3. 楽しめる趣味を失ってしまったことで寂しいから
4. 何もかもがほんとうにごった返していてイライラするから

ためこみの問題に取り組んだら，手に入ること：
1. 友だちや家族と自宅で一緒に過ごせる

2. もう一度，料理ができる
3. 探しモノをもっと簡単にみつけられる

ためこみの問題に取り組まなかったら，起きる可能性のあること：
1. 転んでケガをするかもしれない
2. 孤独で独りぼっちのままだと思う
3. あいかわらず，不幸せだと思う

　ビルにとって，この課題はヘレンよりも骨が折れることでした。変化の理由を思いつくのが難しかったからです。しかしそれでも，ビルがこの課題に取り組むことは大事なことでした。じっくり考えてから，彼が書いたのが以下のものです。

このプログラムに対するわたしの目標：
1. 社会福祉機関の人たちにかかわって欲しくない
2. 娘とよりよい関係を築きたい
3. 経済的に安定したい

ためこみをやっつけたい理由：
1. 社会福祉機関からの電話や手紙にうんざりしているから
2. 娘と口論するのは好きじゃない。昔のような仲のよかった関係が恋しいから
3. いつもモノを買い過ぎて，金欠状態だから

ためこみの問題に取り組んだら，手に入ること：
1. 社会福祉機関の人たちを追い払って，こころ穏やかに過ごせると思う
2. クラッターについて娘と口論することなく，会話ができるようになる
3. ほんとうに欲しいモノのために，もっとお金を遣えるだろう

ためこみの問題に取り組まなかったら，起きる可能性のあること：
1. 家からの立ち退きを言い渡されるかもしれない
2. 娘との関係は改善しないと思う
3. 最終的には，破産してしまうだろう

　一言つけ加えておくとすれば，目標は，現実的で扱いやすいものであることが大切です。たとえば，もしあなたの家がひどい状態なら，月間 housing（ハウジング）といった雑誌で紹介されるような美しく華やかな家を目標にするのは，おそらく非現実的でしょう。目

標を高く設定しすぎると，到達できなかったときに意気消沈してしまいます。ですから，あなたにとって現実的で，達成可能な目標を設定することから始めましょう。設定した目標のすべてを達成したときは，いつでも新しい目標を設定すればいいことを憶えておいてください。同様に，他の誰でもない，**あなた自身**の目標を設定することがもっとも役立ちます。長い目でみたときに，あなた自身のために，**あなた自身**がやりたいことをしていくことで，もっともやる気が高まるでしょう。

このプログラムに対するわたしの目標：

1. _____
2. _____
3. _____
4. _____
5. _____
6. _____

　これらの目標を選んだ理由も考えてください。あなたにとって，なぜ大切なのでしょうか。以下の質問にあなたの答えを記入してください：

ためこみをやっつけたい理由：

1. _____
2. _____
3. _____
4. _____
5. _____

ためこみの問題に取り組んだら，手に入ること：

1. _____
2. _____
3. _____

4. _____

5. _____

ためこみの問題に取り組まなかったら，起きる可能性のあること：

1. _____

2. _____

3. _____

4. _____

5. _____

　状況が大変になったときに，これらの目標と結果を憶えておくことは特に重要な役割をもちます。クラッターの処分や何かを手に入れないことを決めるのが難しいときは，これらの目標とあなたが大切にしている価値観を思いだしてください。手にしている品物があなたの目標と価値観以上に重要であるかどうかを判断します。あなた自身の目標と価値観を思いだすことは，短期的な願望に直面したときに，長期的目標に視点を向け続けるのに役立ちます。

6　動機を高めるための後押し（ブースター）をしましょう

イメージ・エクササイズ

　以下のエクササイズのために，自宅内で現在クラッター状態にある場所に行ってください。本書と筆記用具をもって，部屋のほとんどあるいはすべてが見渡せる場所に立つか座ってください。自宅内の複数の場所でこのエクササイズを繰り返すことが役立つでしょう。

クラッター状態のイメージ・エクササイズ

A. 部屋を見廻して，クラッターに注意を向けてください。すべてが見えるように，ゆっくりと見廻してください

B. この部屋を見廻している間，どの程度不快に感じますか？ 以下のあてはまる数字に
〇をつけてください：

0	1	2	3	4	5	6	7	8	9	10
不快さはない										非常に不快

C. この部屋を見廻している間，どのような感情を抱きましたか？

1. _____

2. _____

3. _____

D. この部屋を見廻している間，どのような考えや信念を抱きましたか？

1. _____

2. _____

3. _____

クラッターのない状態のイメージ・エクササイズ

A. ここで，クラッターがなくなったこの部屋をイメージします。これをするときには，
目を閉じた方がやりやすいかもしれません。きれいになった床，積み上がっているモ
ノがないテーブルの上，カーペットと家具しか置かれていないクラッターのない状態
をイメージします。今は，それぞれのモノがどこにいったのかは心配せず，クラッター
のない部屋をイメージしてください

B. クラッターのないこの部屋をイメージしている間，どの程度不快に感じますか？
以下のあてはまる数字に〇をつけてください：

0	1	2	3	4	5	6	7	8	9	10
不快さはない										非常に不快

C. この部屋をイメージしている間，どのような考えと感情を抱きましたか？

第7章 動機を高めましょう 97

1. _____

2. _____

3. _____

D. クラッターがない今のこの部屋で何ができるかをイメージします。あなたがしたいようにこの部屋を整理したときに，この部屋でどんなにここちよく感じるかをイメージします。あなたの考えと感情を記入してください

1. _____

2. _____

3. _____

E. このように部屋をイメージしている間，どのくらい不快に感じましたか？
以下のあてはまる数字に○をつけてください：

0	1	2	3	4	5	6	7	8	9	10
不快さはない										非常に不快

7　自分と契約を結びます

　決意が明確で，正式に宣言をするとき，人は計画にもっとも忠実であろうとします。そして，あなたがもっとも信頼をおき，説明責任を果たせる人は，あなた自身であるからこそ，自分への同意書にサインをすることをお勧めします。あなたが信頼している他の人に同意書のコピーを渡すと，さらに効果的でしょう。

ためこみへの取り組み同意書

　わたし，_____は，自分に対し以下のことを約束します：
- わたしはできる限りわたしのためこみの問題に取り組みます。
- わたしは，ためこみを克服することを生活のなかで優先し，他のことでこの目標から視点を逸らさないように一生懸命取り組みます。

- わたしは，ためこみの問題を減らすために取り組む活動を，少なくとも1日当たり_____分以上（_____時間以上），週に_____日取り組みます。
- わたしは，ためこみの問題に一生懸命取り組んだときは，自分を評価して誉めます。
- ミスをしたときは，自分を打ちのめすようなことはしませんが，もう1度取り組む努力をします。
- 他の約束事：_____

サイン：_____　日付：_____

家族や友人へのメッセージ：相手の立場に立ってみましょう

ためこみの問題を抱える人に否定された直後は，あなたは「そうは言っても，このがらくたの山を見てよ！ 火事になってしまう！」と言いたい気持ちになって当然です。もし立場が逆だったら，どう反応するか，想像してみてください。あなたは頑なに，危険であることや不便であることを否定して，これらがいかに大切か，そしてそれ

らをとっておく権利があることを正当化するでしょう。ですから，このような対応は問題に取り組む人のやる気を高めることには役立ちません。その人の見方に沿った共感的で率直なメッセージは，その人の頑ななこころを解きほぐし，その人が自身の立場を振り返ることに役立つことがよくあります。

家族と友人のための事実資料4：やる気をもって他の人を助けましょう

大切な人のやる気が，あなたが問題に取り組みたいほどではないとき，どうしていいのかわからなくなります。多くの場合，その人と議論を始めたり，あなたが考えるようにその人に現状をみるように説得しようとする誘惑に駆られます：「ほんの1分でも，わたしのようにどうしてみれないの！」「近いうちに，あなたの死体がゴミの山の下から発見される！」「あなたは，これが家族にどんなことをしているかわからないの！」
問題は，このような直接的な直面化はほとんど役に立たないことです。おそらく，あなたは既にこの点に気づいていて，あなたがより一生懸命に言い争いをすればするほど，大切な人も激しく主張し返したり，弁解したり，あなたを無視したり，クラッターに取り組むことをさらに避けることがわかっているでしょう。しかし，あなたはさらに説得をしようとして，より懸命に説き伏せようと試みます。そして，あなたの大切な人はさらに激しく言い返し，あなたをさらに無視するようになります。これがいつものパターンだと気づかれるようであれば，対立的なアプローチはまったく機能していません。他のことを試みる段階です。
われわれは，モノを捨てるようにとか，モノを入手しないようにとは言いません。ためこみを行っている多くの

人たちとの間で，ああしなさいこうしなさいとわれわれがほとんど言わないことを知り，あなたは驚かれるかもしれません。なぜ言わないのでしょうか？ それは効果がないからです。代わりに，この問題に取り組む動機を高めるのを助ける最善の方法を用います。ウィリアム・ミラー（William Miller）博士とスティーブン・ロルニック（Stephen Rollnick）博士によって開発された，行動変容に関する決断を手助けするときの原則に従って行います。これらは，ためこみの問題に取り組む動機を高めるのに役立つ最善の方法であることが明らかになっています。

原則を説明する前に，あなたに憶えておいて欲しい3つの主要な前提を，以下に挙げます：
1. **葛藤は正常です。**少しのためらいもなく，何でも100%欲しいと思う人は非常に稀です。大なり小なり生活スタイルの変化を伴うような決断をする際には，複雑な感情と考えを抱くことはとても自然なことです。変わりたい部分と変わりたくない部分があります。葛藤を感じると，人は瞬間ごとに "ころころ変わる" ものです。重要なことは，これが正常で健全であることを憶えておくことです。

2. **人は自分自身の選択をする権利をもっています。** これには、未成年や自分自身の諸事の世話をする能力が法的に欠けていたり、法的な後見人がいる成人など、いくつかの例外はもちろんあります。しかし、われわれは個人の選択の自由をほとんどの部分で尊重しなければなりません。

3. **変化の準備が整うまでは、何も起こりません。** その人の"変化の天秤"（本章参照）がまだ変わらない方向に傾いている場合は、変わることに必要となる努力と関心を向け続けることができません。鍵となるのは、その人がプログラムのすべての要素を理解しじっくり考えて、十分な説明を受けた上で選択（インフォームド・チェイス）ができるように支援することです。あなたはその人を説き伏せることはできません。

あなたは、これらを十分に理解しても「了解しました。直面化のアプローチが役に立たず、その人の準備が整うまで何も変化しないことはわかりました。でもわたしは大切な人をどのように助ければいいのでしょうか？ それは自然には起きないのですよね！」と考えるかもしれません。全くその通りです。ためこみのように長期にわたる行動の問題をもつ人たちは、突然、変わろうと決断することは滅多にありません。そのため、別の方法で大切な人と問題について話し合うことが必要不可欠です。

ここで紹介した話し合いのポイントは、信頼し合い、支え合う関係があってこそ、役に立つということを忘れないでください。ただ、このような関係でないこともあるでしょう。われわれは、ためこみやその他の問題で、関係がひどく傷ついてしまっている多くの方々にお会いしています。もし、あなたが大切な人とまだ信頼し合い、支え合うという絆を築けていないとしたら——もし、会話がいつも怒鳴り声や悪態、ドアのバタンという音で終わっているようであれば——今までの関係を変えるのは難しいかもしれません。誰か他の人に支えてもらうことを考えるか、必要なら、傷ついてしまった関係について、第三者に助けを求めることを考えましょう。

以下に会話を進める上でのいくつかの一般的な原則を説明します。

共感を伝えてください

共感を伝えることは、その人が話したことすべてにあなたが同意することを必ずしも意味していませんが、積極的に耳を傾け、その人の視点で状態を捉えようとすることを意味します。共感はこころから伝えなければなりませんし、恩着せがましくあってはなりません。望ましいルールとして、あなたが伝えようとしていることをこころから思っていないのであれば、何も言わないことです。ここで共感を伝えるいくつかの方法を説明しましょう。

- **オープン・エンド・クエスチョン［開かれた質問］：**「はい／いいえ」のように簡単に答えにくい質問です。あなたの愛する人が、所有物の何に価値をみいだしているのかを理解するためのいくつかのオープン・エンドの質問をするのは、特に役立つかもしれません：「これらのモノで好きな点は何ですか？」「何かを拾おう

としているとき、どのように感じますか？」「今、どのように感じますか？」

- **大切な人が語ったことに対するあなたの理解をまとめて伝えます：**「山積みになっているモノをきれいにするのは、△さんの高い優先順位ではないと言ったと思うけど、わたしは適切に理解しているかな？」

- **あなたが何に注意を向けているのかがわかるように、大切な人が何を感じているのかを伝えてあげてください：**「今、心配になっているようにみえます」「声が悲しそうにきこえるけど、それについて話したい？」

- **敬意と感謝や理解を言及してください：**「△さんは、今ほんとうに勇敢に立ち向かっていますね」「これがどれほど大変であるのかがわかりますし、△さんが積極的にこれに取り組んでいこうとしていることに感謝しています」

議論しないでください

ためこみに関し絶え間なく議論する意味はまったくありません。あなたが懸命に議論すればするほど、その人はより言い返してきます。これは時間の浪費以上のことです。人は何かを言えば言うほど、それを信じやすくなる傾向があることは周知の事実です。そのため、あなたが大切な人とためこみについて議論すれば、あなたは本質的にその人を変化しない状態に、何度も何度も繰り返し圧し込んでしまいます。議論すればするほど、その人はさらに自分の主張を信じるようになるでしょう。解決策は、議論から脱け出すことです。以下のことをしないように留意してください：

- 指示をしたり、指導したり、命令をする
- 警告したり、脅す
- 論理的に説き伏せる、口論する、説明する
- 教訓を伝える、説教する、あるいは愛する人に何を"すべき"かを伝える
- 評価する、批判する、非難する

自律性を尊重します

ほとんどの大人は、それぞれが所有しているモノについて、選択の自由をもっていることを忘れないでください。あなたはその人の家の状態を好きになる必要がありませんし、その人の行動に対し満足する必要もありません。ためこみの問題をもつ人が、あなたの配偶者やパートナーであなたと一緒に生活をしていたり、ためこみ行動があなたの生活空間を侵害する場合、あなたはその人に変化してくれるように頼む権利があります。しかし、そのような状況であっても、あなたの愛する人の自律性を奪わないことを保証することがもっとも効果的です。自宅とその人の行動について議論するよりも、話し合うことを試みるようにしてください。対立的や論争的に敵対視することなく、あなたの心配をオープンかつ率直に伝えてください。あなたが何をして欲しいかを伝えるよりも、その人が何をしたいかを訊ねてください：「自宅のこの状態をどうしたいと考えているのかきかせてもらえる？」「わたしたちがどうしていけばいいか、アドバイスをもら

えない?」

たぶんこの段階で,「ちょっと待って!! パートナーは,ひどいためこみの問題を抱えていて,パートナー自身がこの問題に取り組むことはほんとうに大切です。そうしてもらうために,問題がどんなにひどいかを言う代わりに,共感的で,口論を止めて,パートナーが何をしたいかを訊ねるということですか? それでどのように何が変わるのですか?」とあなたは考えるかもしれません。あなたの問いに対して,われわれは2つの原則をお伝えできます。

1つ目の原則は,物事の改善を待つよりも先に,あなたが行っていてうまくいっていないことにブレーキをかけることが喫緊の課題であるということです。"狂気とはすなわち,同じことを繰り返し行い,異なる結果を期待すること"という古い冗談を思いだしてください。非生産的で対立的な議論を止めることに焦点を合わせるだけで,どれほど物事がスムーズになるかに驚かれるかもしれません。

あなたの大切な人を助ける2つ目の原則は,その人自身にとって,より意味のある視点から物事をとらえられるようになるのを助けることです。大切な人の行動が,より大きな目標や価値観に矛盾していると認めることを助けてあげてください。この気づきを促すための方法を,以下に挙げます:

- 愛する人の目標と大切にしていることについて質問します。「何が△さんの人生において重要ですか?」「今から5年後の△さんの生活はどうありたいですか?」「人生における△さんの希望と目標は何ですか?」などを問いかけます。返答を得て,その人の目標と大切なことがあなたのものと同じではないかもしれないことを認めてください。
- モノの入手や整理,処分の難しさが,愛する人自身の目標と大切なことに合致しているかどうかを話し合ってください。これは,あなたが何をするかを伝えるよりも問いかける方より効果的です:「自宅の状態は,いいおばあちゃんでありたいという願いとどのように一致しますか?」「友人関係がとても大切だと言ったよね。状態が今のままで,その目標をどのくらいうまく達成できるかきかせてもらえる?」

もしあなたが,議論することや脅すこと,そして非難することに慣れている場合は,あなたの新しい接し方はパートナーを驚かせるでしょうし,あなたを信頼し始めるまでに少し時間を要するかもしれません。何回かのやりとりでこれらの方法を複数回試してみて,変化の天秤が望ましい方向に向いているかどうかを確認してみてください。もしうまくいっていれば,忍耐強く,いい仕事を続けてください。家族との交流パターンは,なかなか変えられない積年の習慣であることをこころに留めておいてください。交流パターンを変えようとするときには,やさしく,ゆっくりとかかわってあげてください。

制限を設けてください

愛する人の個人的目標とためこみ行動がどのように一致していないかに気づいてもらうための,あなたの最善の努力が役に立たない場合には,あなた自身を守るために,制限を設定する必要があるかもしれません。制限を設けるときには,冷静に口論しないように留意してください。あなた自身が必要なこととスペース,あるいはあなたが責任をもつ子どもたちや高齢の人たちなど,他の人たちに必要なことやスペースに関し,大目にみれる部分とそうでない部分を決めてください。ためこみの問題をもつご家族に,(1)あなたがどのように感じ,(2)あなたが何をして欲しいか,そして(3)あなたが何をするのかを伝えます。あなたの感情と要望を明確に伝えてください:「スーザン,あなたがわたしの机に置いた山積みのモノでわたしの気持ちは非常に動揺しています。それはわたしのスペースで,あなたが自由に使えるスペースではありません。今週末までに山積みのモノを取り除いてください」あるいは,「ビリーは寝るスペースが必要です。ビリーのベッドの上にあなたが置いたモノを木曜日までに動かしてください」と言うかもしれません。次に,あなたがすることとしないことを伝えます:「もしあなたが自分でこれができない場合は,わたしが箱に入れて地下室に持っていきます」。懲罰的であってはいけません。落ち着いて予告をした後で,ただ,山積みになっているモノを動かします。その人が忘れないうちに,もう一度伝えることができますが,耳障りな口調で言わないようにしてください。あなたの要望が期限までに行われていない場合は,あなたが伝えていたことを行わなければなりません。あなたの大切な人は動揺しやすいでしょうから,冷静なままでいることを忘れないでください:「木曜日までにしてくれなければ,それらを動かすと言いました。このことであなたが動揺するのはわかっていますし,申し訳なく思います。わたしは,あなたにどうして欲しくてそれが叶わなかったときにはわたしはどうするかはっきり伝えました。

明らかに,相手が動揺しているときは,その人のモノを移動することは,理想的ではありません。しかし,誰もが守らなければならない個人的な限界があります。あなたの気持ちと限界設定を伝えることが,あなたのスペースからその人のモノを移動することに役立つ場合は,あなたの目標は達成されています。もしこれがうまくいかず,大切な人のためこみ行動が続き,あなたと大切な人との関係に重大な問題となる場合は,あなたは関係調整に対し助けが必要となるでしょう。

第8章

モノの入手を減らしましょう

1 動機づけの後押しをしましょう

　少し時間をとって，あなたがモノをどのように手に入れているか，考えてみましょう。ためこみの問題をもつ人たちのほとんどが，過度にモノを手に入れてしまうという問題を抱えており，そのことを自覚しています。しかし，モノの入手（たとえば，買ったり，無料のモノを集めること）をコントロールできないことを自覚していないこともあります。特に，生活のなかで楽しいことがない場合には，モノを手に入れることが楽しみになり得ます。本プログラムを進めている間に，あなたにとってモノの入手が問題であるかどうか，はっきりしてくるでしょう。

　本書をここまで読み進めてきたところで，大量の品物を購入したり，無料のモノを探しだすといった，過度にモノを入手する問題が，あなたにとって深刻なものであるかどうか，察しがついてきていませんか？　第7章で作成したあなたの目標の1つに，モノの入手を減らすことをリストに含めたかもしれませんし，含めなかったかもしれません。どちらであっても，モノの入手をコントロールするためのあなたの目標について少し考えてください。

　本章の最後に，われわれはあなた用のメッセージ・カードを用意しました。切り取るか，コピーをして使用できます。モノの入手に関するあなたの目標とそれらを達成したい理由をカードに書き込んで，ハンドバックや財布のなかのお金やクレジット・カードと一緒に入れておいてください。何かを購入するたびにそのカードを見ることを習慣化してください。無料のモノを収集することが問題であれば，車のダッシュボードにカードを貼っておいてください。

　第6章で学んだように，新しいモノを手に入れることはほんとうに楽しいことなので，この取り組みは厄介なことかもしれません。まるでコントロールが難しい嗜癖のようです。あなたは機嫌が悪いときに，フリー・マーケットに出かけると気分がよくなるのでしているのかもしれません。必要な品物の購入を目的として出掛けても，店に入ると，ほんとうに必要でなくても買い得のように思える商品が多くあるでしょう。理由が何であっても，本章の方法は，あなたのモノの入手をコントロールすることに役立ちます。そのためには，

あなたがこれまでにモノを手に入れたさまざまな多くの状況で練習が必要となります。

2 回避対策をしましょう

モノの入手をコントロールできない多くの人たちは，問題がある特定の場所を避けます。しかし，あなたがモノの入手をコントロールするためには，避けている場所から始めるのがいいでしょう。土曜日の朝のフリー・マーケットの虜になっている場合は，何か他にすることをみつけてください。残念ながら，回避は望ましい長期的解決法ではありません。われわれの生活は，品物の購入やモノを手に入れるきっかけで溢れています。回避し続けたとしても，結果的には手に入れたい衝動が非常に強くなります。あなたの衝動をコントロールし，コントロールを失う恐怖感を抱くことなく，どのような状況にでも行けるようにする何かが必要です。本章は，あなたがモノの入手をコントロールできるようになるのに役立ちます。

土曜日の朝のフリー・マーケットの虜になっている場合は，何か他にすることをみつけてください

3 コントロールができるようになりましょう

モノを入手する問題を解決するためのもっとも難しい部分は，強い衝動に抵抗することです。これは，すぐにここちよく感じるという短期的な報酬と，ためこみの問題を悪化するという長期的損失の間での苦闘です。本章では，モノの入手に対するあなたの衝動をコントロールする方法と，入手するプロセスのなかで抱く感情に対処する方法を学びます。これは4つのステップで構成されています：

1. モノを入手をコントロールすることがどうして，そしてどのようなことで難しいのかを理解します
2. モノを入手するかどうかの決断について，これまでとは違った見方で考える方法を学びます
3. モノの入手への引き金と衝動に耐える方法を学び，"ノン・ショッピング" 外出中にこれらの方法が使えるようになります
4. 他の楽しみをみつけて，別の対処する方法を学びます

ステップ1：あなたがモノを入手する方法と理由を明らかにします

モノの入手を減らすプロセスの最初のステップは，あなたがモノを入手する方法と理由

を理解することです。これを確実にするために，今日から1－2週間，自宅に持ち込んだすべてのモノを記録します。【すべて】です：配送パッケージ，店で購入した品物（加えて，袋とレシート），配布された資料やチラシ，新聞や雑誌，サンプル用の無料配布物，他の人からもらったプレゼント，定期購読の雑誌と新聞，カタログ注文やテレビ・ショッピング，インターネットで購入した品物，ゴミ箱やゴミ収集所から拾ってきたモノ，フリー・マーケットで購入してきた品物，"万が一"用の余分の購入，そして一部の人にとっては，たとえ盗難品であったとしても。あなたの家の敷居をまたぐ，あらゆるモノを記録してください。それに以下の用紙を使ってください。用紙には，もしあなたがモノを手に入れなかった場合に，どのくらい不快に感じるかを記入する箇所も含まれています。これによって，どれがもっとも抵抗することが難しいかが明らかになり，入手しないことを練習するためのリストを作成するときに役に立つでしょう。

わたしのモノの入手用紙

あなたが手に入れたすべてのモノと，入手した方法のリスト
1～2週間の日付の記入をしてもらう
〈　　　　　　　　　から　　　　　　　　　〉

入手しなかった場合，どのくらい
不快に感じますか？
0=大丈夫：10=途方もなく不快

あなたのモノを入手するプロセスを理解します：強迫的入手プロセスの理解

　通常，モノを購入したり手に入れるきっかけには，**感情的な弱さ（脆弱性）**が強くかかわっています。第３章で紹介したビルはフリー・マーケットに出かけることをとても楽しみに待っていたことを思いだしてください。一方，ヘレンのエピソードは不安と圧倒される感じが，通常先行していました。人はそれぞれ，さまざまな感情への反応として，モノを手に入れています。

　この感情的な状態のなかで，モノの入手のきっかけとなる**引き金**やキューがあります。ビルにとって，それは秘められた宝物の光景でした。ヘレンにとっては，衣類のバーゲン・セールのチラシでした。"引き金"は，見たり，聞いたり，それ以外の体験すべてで，真剣に手に入れることを考えさせるものです。

　自分自身とモノの入手に関する**考え**が，次に何が起こるかを決めます。ビルにとっては宝物を手に入れたらどんなに素晴らしいかという考えでした。彼は，宝物の有用性と価値に関して念入りにさまざまな用途を考えていましたが，購入に伴うコストと不利益についてはほとんど何も考えませんでした。ヘレンの考えは，モノを手に入れることで気分をよくしてくれることが中心でした。しかし，ビルと同じように，彼女は購入に伴うコストと不利益をほとんど考えていませんでした。ビルもヘレンも，ともに不利な状況に陥っていました。

　モノを手にすると，あなたは**すぐに感情的な報酬**を体験します。ビルとヘレンにとって，彼らの宝物を手に入れることは，即時の安堵感と喜び，勝利の感覚にさえつながります。もうおわかりのように，何かをすることで見返りがある場合には，どんなときでもそれを何度も繰り返し行うようになります。見返りや即時報酬があなたを"虜"にします。

　もちろん，モノを手に入れたことに伴うその場での即時的な感情的報酬は，いつまでも続きません。モノの入手に伴う"気分の高揚"は，少しずつ低下し（これは，入手後の数分から数週間の間いつでも生じます），**後悔**がこころに入り込んできます。ビルとヘレンはともに，必要な品物に充てるお金を別の品物に遣ってしまい，"宝物"を置くスペースもないことをようやく理解しました。新しく購入した品物は，積み重なった山の上に置かれ，クラッターをさらにひどくすることに直面することで，気分は落ち込みました。

　それほど時間が経たなくても，後悔の念はあなた自身に対する非常に深刻で**ネガティブな結論**を導きます。しばらくして，自分自身に対しビルは「わたしは弱い」と考え，ヘレンは「何か自分には悪いことがある」や「わたしには価値がない」とすら考えるようになりました。この種の考えは，悲しみや不満のようなネガティブな感情をより強めます。ビルとヘレンはどのようにこれらのみじめな気分に対処したのでしょうか？　さらにモノを

第8章　モノの入手を減らしましょう　105

入手することによって対処したのです！ このように，モノの入手は続きました。

　もうおわかりのように，この悪循環を断ち切るためには，これら一連のプロセスすべての部分が，どのように機能しているのかを理解しなければなりません。入手前の感情状態，入手の引き金，入手につながる考え，即時の感情面での影響，後悔の念，そして自分自身に対するネガティブな結論の6つです。

　これをするための効果的な方法は，最近のモノを手に入れたときの1つか2つの状況を思いだすことから始めることです。"わたしのモノの入手用紙"（p.103）で，あなたが鮮明に憶えている1つを選んでください。あなたがモノを入手するその状況になる前，入手している間，そして入手した後を振り返ってください。以下に，プロセスの6つのステップごとに詳細を記入してください。最初の3つのステップは，特にできるだけ詳細を書くようにしてください。

1. その状況になる前の感情面での状態：

　　a. ＿＿＿＿＿＿＿＿＿＿＿＿＿＿＿＿＿＿＿＿＿＿＿＿＿＿＿＿＿＿＿＿＿＿＿

　　b. ＿＿＿＿＿＿＿＿＿＿＿＿＿＿＿＿＿＿＿＿＿＿＿＿＿＿＿＿＿＿＿＿＿＿＿

　　c. ＿＿＿＿＿＿＿＿＿＿＿＿＿＿＿＿＿＿＿＿＿＿＿＿＿＿＿＿＿＿＿＿＿＿＿

2. モノの入手の引き金：

　　a. ＿＿＿＿＿＿＿＿＿＿＿＿＿＿＿＿＿＿＿＿＿＿＿＿＿＿＿＿＿＿＿＿＿＿＿

　　b. ＿＿＿＿＿＿＿＿＿＿＿＿＿＿＿＿＿＿＿＿＿＿＿＿＿＿＿＿＿＿＿＿＿＿＿

　　c. ＿＿＿＿＿＿＿＿＿＿＿＿＿＿＿＿＿＿＿＿＿＿＿＿＿＿＿＿＿＿＿＿＿＿＿

3. モノの入手につながる考え：

　　a. ＿＿＿＿＿＿＿＿＿＿＿＿＿＿＿＿＿＿＿＿＿＿＿＿＿＿＿＿＿＿＿＿＿＿＿

　　b. ＿＿＿＿＿＿＿＿＿＿＿＿＿＿＿＿＿＿＿＿＿＿＿＿＿＿＿＿＿＿＿＿＿＿＿

　　c. ＿＿＿＿＿＿＿＿＿＿＿＿＿＿＿＿＿＿＿＿＿＿＿＿＿＿＿＿＿＿＿＿＿＿＿

　　d. ＿＿＿＿＿＿＿＿＿＿＿＿＿＿＿＿＿＿＿＿＿＿＿＿＿＿＿＿＿＿＿＿＿＿＿

　　e. ＿＿＿＿＿＿＿＿＿＿＿＿＿＿＿＿＿＿＿＿＿＿＿＿＿＿＿＿＿＿＿＿＿＿＿

4. モノを入手した直後の感情体験：

a. _____

b. _____

c. _____

5. 後悔の念の内容：

a. _____

b. _____

6. あなた自身に対するネガティブな結論：

a. _____

b. _____

入手に対するコントロールを高めるためには，強迫的入手プロセスの最初の３つのステップにおけるあなたの反応を変える方法をみつける必要があります。これを明らかにするため，"モノの入手につながる考え"から始めましょう。

ステップ２：モノの入手に関するあなたの考えを変えます

モノの入手を強迫的にする多くの人たちは，その瞬間，自分を失い，生活の他のことを忘れてしまい，目の前にあるモノのことだけを考える"度を超えた集中"状態になるようです。あなたがここで学ぶことの多くは，入手することを決めるときに，あなたの生活の他の部分を守ることにつながります。

ルール設定をして自分に問いかけます

買い物やモノを手に入れようとしている間に，これまでとは違うように考えるもっとも簡単でもっともわかりやすい方法は，モノの入手行動に関するぐらつかない一定のルールを作ることです。ここに，あなたの役に立つかもしれないいくつかのルールを挙げました：

わたしは，以下にあてはまらなければ，これを入手できません：

- 来月中にこれを使う計画があります
- 今，これを購入するだけの十分なお金があります
- これを乱雑な山積みに追加しないで，置く場所があります
- ほんとうにこれが欲しくて，絶対に返品しません
- これを入手することは，わたしの人生の目標と大切にしていることに合致しています
- わたしは，ただの願望ではなく，これがほんとうに必要です

　いくつかのルールは一時的なものです。たとえば，「手元にある雑誌の何冊かを読み終えるまで，新しい雑誌の購入を止める」が考えられます。本章の最後にこれらのルールをカード式にしたものがあります。

　モノを手に入れるときのあなたの考えを変える効果的なもう1つの方法は，自分の考えに向き合うための一連の質問を作ることです。これらをいつも持ち歩き，モノを入手する前にこれらを自分に問いかけることで，生活に視点を合わせ，あなたの目標に沿って意思決定を続けことに役立ちます。

　いくつかの例です：
- これと同じようなモノを既に持っているだろうか？
- 今気分がよくない（怒り，抑うつ気分など）ので，これを購入しようとしているのだろうか？
- これを手にしたことを1週間以内に後悔するだろうか？
- これなしでやっていけないだろうか？
- これを修理や使用する充分な時間があるだろうか？　あるいは他にもっと大切な優先することがないだろうか？
- 今これを見ているという理由だけで，これが欲しいのだろうか？
- これを手に入れないことが，わたしのためこみの問題を解決するのに役立つだろうか？

　ここで学んだことを元に，“入手しないためのヘルプ・カード”（p.114）にあなたに役立つ問いかけを記入して，持ち歩きましょう。何かを手に入れたくなったときには，いつでもこのカードに相談してみます。そして，モノを手に入れるパターンに変化があったかどうかを，チェックしてみましょう。

利点と損失を徹底的に考えます
　これらの考えへの別の対応方法として，少し時間をとって新しいモノを購入することの利点と損失を考えます。2つのリストを作成し，それぞれを比べてみることが役立つでしょ

う。たとえば，ヘレンは衣類をもっと購入したい衝動にかられていたので，衣類をさらに購入する利点と損失のいくつかを考えるように依頼しました。以下は，ヘレンが記入したものです：

さらに衣類を購入する利点
- 新しいものを着るといい気持ちになる
- 落ち込んでいるときに，嫌な感情がやわらぐ
- 特価品を買い損なわない

衣類をさらに購入する損失
- 予算以上のお金を遣う
- 罪悪感を抱く
- 出かけたくてしようのない旅行に行くのが，より難しくなる
- 寝室のクラッターを増やす
- 遣うべきでないお金を浪費したので，夫を怒らせる

　利点以上に損失があるだけでなく，損失はより強く，あらがいにくいことに注目してください。ヘレンはこれ以上の衣類を購入しない利点，特に感情面での利点も考えることができました。たとえば，購入したい衝動に抵抗できないように感じる代わりに，自分の行動へのコントロール感を強め，よりよい選択ができるようにも感じました。
　さて，あなたの番です。あなたが手に入れたいモノを考えて，以下のワークシートに利点と損失を書きだしてください。

利点と損失ワークシート

対象とするアイテム：＿＿＿＿＿＿＿＿＿＿＿＿＿＿＿＿＿＿＿＿＿＿＿＿＿＿＿＿＿

＿＿＿＿＿＿＿＿＿＿＿＿＿＿＿＿＿＿＿＿＿＿＿＿＿＿＿＿＿＿＿＿＿＿＿＿＿＿＿

入手する利点（メリット）	入手することに伴う損失（デメリット）

_____   _____

_____   _____

_____   _____

_____   _____

_____   _____

_____   _____

入手しない利点（メリット）　　　入手しないことに伴う損失（デメリット）

_____   _____

_____   _____

_____   _____

_____   _____

_____   _____

_____   _____

_____   _____

_____   _____

ステップ3：入手に関するあなたの引き金に耐えることを学びます

　モノの入手の引き金は，何でもありえます。われわれのクライエントの1人は，ショッピング・モールにつながる高速道路の最寄りの出口が，買い物に行く引き金の1つでした。引き金は，コントロールが不可能のように思えるモノの入手への強い衝動を暴走させます。人は，このような圧倒される衝動を抱かないようにするために，引き金を避けることを学んでいます。しかし，これまでみてきたように，回避は役に立たないか，長期的な問題解決の一部にしか効果がありません。われわれがここで概説していることは，どのようにこれらの衝動に耐えるのかを学ぶ方法です。耐えることを学ぶと，衝動の強さは弱まり，あなたに対する影響力も弱まるでしょう。

あなたがここで行うことは，より強力な入手への引き金に，徐々にあなた自身をさらしていくことです（これを，"エクスポージャー"と呼びます）。前述した考え方へのアプローチを使って，"弱い"引き金によって引き起こされる最初の衝動に耐えられるようになると，さらに強い引き金とより強い衝動に十分にゆっくりとあなた自身をさらして，耐えられるようにしていきます。

モノを入手しない段階表を作成します

モノを手に入れることに関する引き金すべてのリスト作成から始めます。リストを作成したら，引き金の1つずつに対する入手の衝動がどのくらい強いかを評価してください。もし引き金を無視して入手しない場合は，あなたがどのくらい不快に感じるかを考えてください。あなたの"モノを入手しない段階表"で，あなたをほんの少し悩ませている衝動／不快度スケールで1か2と評価したことから始めて，その後スケールの3や4のものに移っていきます。状況はあなたが通常モノを入手するすべての場所に関し作成されなければなりません。

以下は，ビルの"モノを入手しない段階表"です，われわれは，ビルにモノを手に入れたいという思いに火をつけるいくつかのきっかけについて考えてもらい，もっとも不快度の低い状況からもっとも不快度の高い状況まで，順番に並べてくれるように頼みました。

ビルのモノを入手しない段階表

	状況	衝動／不快度スケール (0—10)
1.	他の人が道路の脇に置いたモノの横を運転して通り過ぎる	1
2.	フリー・マーケットの開催場所の横を運転する	2
3.	100円ショップの横を運転する	2
4.	フリー・マーケットの開催場所の駐車場を歩く	3
5.	100円ショップに入り，店内を歩き廻る	4
6.	フリー・マーケットの陳列棚や出店周辺を歩く	5
7.	購入しないでフリー・マーケット内を歩く	6
8.	フリー・マーケットで，商品を手にとっても購入しない	7
9.	100円ショップで，商品を手にとっても購入しない	8
10.	道路の脇に誰かの置いた"宝物"を拾い上げる	9

計画を実行してみましょう

さあ，あなたが計画したことを練習するときです。ここで，あなたが作成したリストの

状況に，少しずつあなた自身をさらしていきます。リストの最初の状況に取り組む準備が整っているかどうかを考えてください。この練習すべてにおけるあなたの課題は，それぞれの課題がより容易になるまで衝動と不快に耐えることです。これはある程度の時間と繰り返した練習を要しますが，続けていくことでよりやりやすくなるでしょう。ノン・ショッピング（購入しない）のための遠出から始めて，何にも触れないで店内を歩き，最後にもっとも難しいステップである商品を手にしても購入しなかったり，他の方法で入手するという，段階的なステップをわれわれは通常勧めています。

　もしあなたが非常に強い恐怖感を抱くようであれば，これを軽減する 1 つの方法として，実際にその場所に行く前に状況をイメージしてみます。目を閉じてその状況にいることをイメージしてください。どのように感じ，何を考えるかに注目してください。そして，欲しいモノを手にしないで，その場を離れることをイメージしてください。イメージを抱いている間に，どのくらい衝動／不快度（0―10）を感じましたか？　今，あなたがどうしてそれを手に入れたくないかを考えてください。それを手に入れることに伴う損失は何ですか？　これらの損失を意識し集中すると，あなたの強い動揺が弱まるのに役立つかもしれません。まだある程度の不快さを感じていたり，手に入れたい衝動に抵抗できないのではないかと心配であれば，この"実験"を行う前に，イメージ練習を繰り返す方を選ぶかもしれません。

　加えて，誰かと一緒に出かけるかどうかも考えてください。その人は，あなたが購入やモノの入手への衝動に抵抗するのを励ますのではなく，これらを行うことを助けてくれる人でなければなりません。モノの入手から得られる喜びは非常に強いので，これらの練習セッションは，あなたが考える以上に大変かもしれません。モノの入手から得られる喜びは非常に強烈です！

　モノを入手しない練習中の不快さの低減は，時間を要します。そのため，10 分毎，あるいは変化に気づいたときに衝動／不快度（0―10）を記録し続けることを，われわれは勧めます。どのくらいこの状態に居続けるかは，不快感がどのくらい早く軽減するかによります。あなたの目標は，モノを入手しない課題を始めたときよりも気分がよくなってその場を離れることです。理想的には，見たモノが欲しくても，それを入手することへの衝動を自分でコントロールしていると感じることです。練習の最初の数回は，長く続いた習慣との戦いなので，もっとも難しいと思います。しかし，徐々にコントロールしている感じが強くなるでしょう。モノを入手しなかったり購入しない練習の結果，何も悪いことが起きないことがわかると，あなたの入手への衝動は弱くなっていきます。将来このような段階的な対応が必要になるかもしれないので，別の対処法があなたに効くかどうかも考えておいてください。そのために，以下のステップ 4 を進めてみましょう。

ステップ4：他の楽しみや対処法を身につけます

モノの入手がもたらす楽しさに代わる他の活動をみつけることも大切なことです。土曜日にフリー・マーケットに出かける代わりに何をしたいですか？ 1人であるいは他の人と一緒にできることを，短いリストでいいので思いつくままに挙げてみてください。リストには自宅内だけでなく，自宅の外でも行えることも含まれていなければなりません。以下はいくつかの提案ですが，あなたが考えつくことがあなたにとってもっともうまくいくことを憶えておいてください：

- 美術館や興味のある他の場所（歴史的建物，地域の催し）に行く
- 図書館に行って，読みたい本を借りる
- 本を読む
- 映画館や自宅で映画を観る
- 友人と外食に出かける
- 友人と散歩やハイキングに出かける
- テレビやラジオの公開放送や講演会に出席する
- 地域の学校で開催される生涯教育講座を受講する
- 地域の会合や関心のある集まりに参加する
- 先に延ばしてきたクラフト作成に取り組む

リストの一番上にもっとも興味深いアイディアを書き込んで，冷蔵庫やカレンダー，あるいは目につきやすい場所に貼っておくことをわれわれは勧めます。リストはモノの入手への衝動が急に湧き上がってきたときに思いださせてくれるリマインダーになります。新しい習慣が身につくまで，次の数週間，これらのいくつかを実際に行ってみることが必要でしょう。行うなかで，実際どのくらい楽しく感じるかに注目してください。「0」が「まったく楽しくない」から「10」が「非常に楽しい」といった10段階の簡単なスケールが使えます。あなたの思いついた他のアイディアは，あなたが考えていた以上に満足したり楽しかったりすると思います。

あなたの気分をよくするために買い物をしたりモノを集めている場合は，抑うつ気分や罪悪感，怒りなどの不快な感情に対応するための別の方法を考えることも必要です。あなたがリストに挙げた活動のいくつかは，おそらく大いに役立つでしょう。また，第5章で学んだ問題解決法を用いて他の対処方法をみつけることもできます。たとえば，友人に電話をしたり，テレビの面白い番組を観ることは，望まないモノの入手を抑え，あなたの気分を軽くするのに役立つかもしれません。

家族と友人のための事実資料5：コーチ役への注意書き

ためこみの人に非常に役立つコーチの役割は，モノを手に入れないノン・ショッピングの外出につき添うことです。あなたがその人と一緒に，店やディスカウント・ストア，フリー・マーケットなど，その人がモノを手に入れたくなりそうな場所に実際に行くことです。ここでは，あなたのかかわりがもっとも役立つようにするための，いくつかの方法を紹介します。

その人の傍らで，課題に集中し続けるのを助けてあげてください。 既にお話してきたように，ためこみの問題がある人たちは，簡単に"気が散って"しまいます。コーチが，その人に，今何をすることになっているかを，やさしく思いださせてあげることが非常に役立ちます。

情緒的サポートを提供してあげてください。 怒りやイラつきを表すよりも，「△さんにとってこれがどのくらい大変かがわかります」や「これを買うかどうかについて複雑な気持ちを抱いているんですね」と，伝えてあげてください。

決断するのを助けますが，決して代わりに決断しないでください。 品物に対する考えを声に出して言うことを勇気づけてあげてください。ただ静かに耳を傾けて，質問について考えるのを応援します。問いかけには，以下のようなものがあります：

- ほんとうにこれが必要ですか？
- 既に十分な量を持っていませんか？
- これは何か新しいことを与えてくれますか？
- これを使う具体的な計画がありますか？
- 妥当な時間内に，ほんとうにこれを使えますか？
- これを無視する利点（メリット）は何ですか？
- これを手に入れる損失（デメリット）は何ですか？
- これを手に入れることは，あなたにとってよいことですか，悪いことですか？
- これを置くための十分な場所がありますか？

- 自宅のスペースが奪われてもいいですか？
- これはあなたの希望するようなスペースの使い方ですか？
- これを手に入れないことは，あなたのためこみの問題に役立ちますか？

チアリーダーになってください。 その人の勇気を祝福してください。そして，あなたならできる，と信じていることを伝えてあげてください。

とても善意のあるコーチでも，気づかずに悪い方略を用いてしまい，あまり役に立たないことがあります。以下は，いくつかの禁止事項です。

何を入手したらいいかについて言い争わないでください。 品物の利用価値や処分の必要性に関する議論は，改善を促進しないネガティブな感情反応を生じさせるだけです。代りに，あなたが葛藤を感じたときは，休憩を入れたり，少しリラックスしたり，ためこみの問題をもつ人にとってこれがどのくらい難しいかを思いだしてください。

決断を引き受けないでください。 ためこみの問題をもつ人がすべての所有物に常に責任をもち，すべての決定を行うのを確実に行うように，サポートと道しるべを提供します。

あなた自身の許容レベル以上に取り組まないでください。 すぐれたコーチであるためには，まずあなた自身を大切にして，次に愛する友人や家族を助けなければなりません。そのため，あらゆる場面で，どのくらいの時間とどのくらいの作業をあなたが行うことができるかの，限界設定を遠慮なく行ってください。ためこみをしている人を助けることは非常に大変な仕事ですから，あなた自身の努力に対し背中をポンと撫でて褒めてあげてください。

入手しないためのヘルプ・カード

モノの入手を減らすためのわたしの目標：

1. _____
2. _____
3. _____

これらの目標を達成したい理由：

1. _____
2. _____
3. _____

わたしは，以下のことがなければ，この品物を手に入れられません：

- 来月中にこれを使う計画があります
- 今，これを購入するだけの十分なお金があります
- これを置く場所があるので，乱雑になっている山積みに追加されません
- ほんとうにこれが欲しいのは確かで，返品しません
- これを入手することは，わたしの生活の目標と大切にしていることに合致しています
- ただの願望ではなく，これがほんとうに必要です

自分に，以下の質問を問いかけます：

- これと同じようなモノを既に持っているだろうか？
- 怒っていたり落ち込んでいたり嫌な気分なので，これを買いたいのだろうか？
- これを手に入れたことを1週間以内に後悔するだろうか？
- これなしでやっていけないだろうか？
- これを修理したり，使う時間があるだろうか？ あるいは，他にもっと大切な優先することがないだろうか？
- 今これを見ているという理由だけで，これが欲しいのだろうか？
- これを手に入れないことは，わたしのためこみの問題を解決するのに役立つだろうか？

- _____
- _____
- _____

図 8-1　モノを入手しないためのヘルプ・カード

第9章

仕分けをして処分しましょう
準備を整えます

1　動機を高めるための後押しをしましょう

　さあ，ためこみを打ち負かすための仕分け，整理，そして処分するという大切な課題を始める準備が整いました。ここまでで，あなたがこのプロセスを始める準備が十分に整っていることを願っています。これから始めるにあたり，"実行筋トレーニング"が必要であることを忘れないでください。毎日30分から60分間取り組めるようになるまで，あなたの"実行筋"を鍛えることを目指しましょう。最初は，1日に5分しかできなくても，数日続けて10分まで延ばしていきましょう。翌週には，15分から20分間続けられるようになり，30分間できるようになるまで練習を続けてください。毎回やれないかもしれませんが，できれば，60分間できるようになるまで続けてください。それでは，実際のプログラムに進みましょう。

2　あなたの脳の働きに対抗するのでなく，脳と協力して進めましょう

　第6章で概説した，ためこみをしている人たちが，集中力を維持したり，問題解決や意思決定，そしてモノを分類することがとても大変なことを思いだしてください。これらがあなたにあてはまるようであれば，これらに取り組む方法をみつける必要があります。もしこれらがあなたにあてはまらず，あなたの脳が問題なく機能している場合であっても，本章で参考になるアイディアをみつけることができるでしょう。

　ためこみをしている人は，しょっちゅう自分の脳を総動員して，過度に負荷をかけ，やりたいことを成し遂げるのをさらに難しくしています。時として，短期的には役立つように思えることも，長期的には有害であるかもしれません。ためこみの問題をもつほとんどの人は，自分の所有物に対し効果的でない方法で整理をしています。たとえば，ヘレンは，支払う必要のある請求書といった，大事なことを忘れてしまうことをとても心配していました。この恐怖感を軽減するために，ヘレンは引き出しに入れるよりも，すべての郵便物をよく見えるように平らに置いておく方法をとっていました。この方法は，ヘレンが郵便

物を捨てないので，彼女が探し物を見つけたいときであっても，何も見つけることができない状態にまで，調理台やテーブル，他の平らな場所にさまざまなモノが積み重ねられるといった問題になっていました。ヘレンは，記憶の問題と考えて憶えておくことを補う方法をとっていましたが，この方法は（脳にとっては簡単ではなく）長期的にはモノがどこにあるのかを思いだすことが，より難しくなっていました。

　ビルも，所有物の整理を試みていました。しかしモノを仕分けて分類しようとすると，問題に直面しました。ビルは所有物の多くが珍しく特別なモノだと思っていたので，それぞれ独自のカテゴリーが必要と考えました。最終的に，あまりに多くの小カテゴリーを作ってしまい，次に何をしていいのかわからなくなってしまいました。ビルは，自分にとって正しいと思う整理法を選びましたが，最適な状況ですらそれらは機能しませんでした。仕分け始めると，注意が別のことに何度も逸れることにも気づきました。ビルは所有物を整理するために行わなければならない多くのことがあるのはわかっていましたが，他のことを考えるという脳の動きを止めることができませんでした。しなければならないすべての用事や，支払う必要のある請求書，そして他のことを考え始めました。ビルの集中力は，テレビの音や隣人が何かをしているような物音ですら逸らされることがありました。課題に注意を向け続けるために，ビルは**気が散らなくなるような**トレーニングをしなければなりませんでした。ビルが行ったことを，以下に挙げます：

1. 地元の調理器具用品店に行き，決めた時間にアラームが鳴るように設定することができるキッチン・タイマーを購入しました
2. 最初に，集中できる時間を10分と考え，タイマーを設定しました
3. 仕分けと整理をしている間，できる限り多くの気が散るものを取り除きました。テレビとラジオを消し，電話の受話器も外しました。そして，取り組んでいるモノ以外には布をかけて，視界のなかに入らないようにしました
4. 1度に10分間だけ仕分けと整理に集中する練習をしました。アラームが鳴ると，練習を止めて，しばらく他のことをするようにしました。10分間集中することが比較的楽にできるようになるまで，これを1日3回続けました
5. その後，タイマーを15分に設定しました。最初は難しく，10分経った頃から集中しにくくなりました。しかし，1日に3回の練習を続けていると，数日後には，15分間集中できるようになり，さらに20分に延長し，最終的には30分間，仕分けと整理に集中できるようになりました。彼は空間が視覚的にもきれいになっているという実感も抱き始めていました
6. 次に，ビルはタイマーを使って，さらに集中力を高めることに取り組みました。退屈になったり気が逸れたりするのを感じ始めるまで取り組み，**そこから**さらに5分間，タイマーをセットし，最終的には，さらにタイマーを10分間にセットするようにな

りました。そして，行わなければならない用事や取り組みたい他のことなど，別のことがこころに浮かんでくると，それをすぐに紙に書き留め，「後で行う」と，自分自身に言いきかせました。書き留めることによって，そのことを忘れずに，かつ，ためこみの問題に取り組む上で，最優先することに集中し続けられることをみいだしました。数日の間で，ビルは仕分けと処分に長時間取り組めることができるまで，気が散らずにいられるようになっていました

　ビルは，行う必要があることを憶えておくのに，カレンダーを使うことが役立つこともみいだしていました。以前は，頭のなかに，日々しなければならないことを，曜日と週ごとにすべて憶えておこうとしていました。ビルはすぐれた記憶力をもっていましたが，彼の記憶にこれらすべてを保持しておくことはこころを酷使し，集中することが難しくなっていました。すべきことを書き留め，必要に応じリストを新しくしていくことで，ビルはすべての計画を憶えておく必要はなくなり，目の前の課題により専念できるようになりました。

　以下の図9-1に，行う必要のあることを書き留めるためのカレンダーを準備しました。コピーをしたり TreatmentsThatWork ™ ホームページから追加用紙をダウンロードすることもできます：www.oup.com/us/ttw. 持ち運び用か壁用のカレンダーを購入することもできます。著者たちも用いているように，コンピューターやスマートフォンを使っても構いません。大切なことは，あなたにとって物事を難しくするのではなく，より簡単になるシステムをみつけることです。

週 _____						
月 _____	火 _____	水 _____	木 _____	金 _____	土 _____	日 _____

図9-1　カレンダー

ビルにとって，もう1つの重要なステップは，彼の脳がもっとも効果的に機能する時間をみつけることでした。何回かの試行錯誤の末，ビルは午後や夜よりも朝の方がやりやすいことをみいだしました。一日が過ぎていくなかで，ビルは疲労感が蓄積し，集中力を維持するのがより難しくなるのに気づきました。そのため，仕分けと整理の時間を午前中に設定しました。あなたの脳がどのように働くかを考えてみてください。頭がもっともスッキリしていて，集中力をもっとも維持しやすいのはいつですか？ あなたの脳が非常に疲れ，機能しにくいのはいつですか？ あなたの脳がもっとも機能しやすい時間に仕分けと整理の時間を計画してください。

ためこみをする人たちは，時折，ミスを犯す恐怖感に圧倒されてしまいます。ヘレンは，以下のように話しました：「支払うべき請求書をもし偶然にも捨ててしまったら，何が起きるのでしょうか？ 結果はひどいことになるかもしれません！」。ヘレンはミスを犯すことを怖れており，意思決定の過程が不快で重荷になっていたので，しょっちゅうギリギリまで決断を延ばしていました。しかし，請求書が支払われなかったら，そんなにひどいことが起きるでしょうか？ ヘレンは決断を避け続けていたので，締め切りに間に合うように支払うのを忘れてしまうことが明らかになりました。加えて，ヘレンの最悪のイメージは世界が崩壊するようなもので，未払いの請求書のために警察が来て自宅のドアが壊されるような内容でした。しかし，実際は，クレジット会社から2通目の請求書が送られてきただけでした。世界の終りではなく，ヘレンが恐怖感を過大評価しているだけであるのがわかりました。

ヘレンは膨大な課題の量にすぐに圧倒されてしまうことにも気づきました：「することがあまりに多くて，どこから始めていいのかわかりません」。ヘレンが台所の特定の場所に取り組み始めるときは，毎回，台所の別の場所にどうしても目が向いてしまい，やるべきことがいかにたくさん残っているか，課題がどのくらい途方もないかと自分に言っていました。あなたも想像できるように，これは彼女の助けにはなっていませんでした。ヘレンは圧倒される感情を軽減するために，以下のステップが役立つことをみいだしました：

1. 大きな課題をいくつかの小さな課題に分けました。たとえば，台所全体に取り組む代わりに，キッチン・カウンターの狭い1カ所だけに取り組むことに決めました。台所の他の部分に目が逸れていることに気づいたときは，自分の前にある小さな課題を忠実に行うように自分にやさしく言いきかせるとともに，「遅かれ早かれ，いずれ他の場所に取り組もう」と自分に言いました

2. 取り組んでいない部分に背中を向けるように自分の取り組む位置を決めました。このようにして，ヘレンは部屋のなかで取り組んでいない部分を目にする時間を最小限に抑えることができました

第9章　仕分けをして処分しましょう　119

　仕分けと整理は，ADHDや強迫症などが併存した状態では，より複雑になることがあります。これらの２つの状態はためこみの人たちにしばしばみられ，課題に集中し適切なタイミングで決断することがかなり難しくなります。あなたがこれらの問題の１つや，集中と決断する能力に影響をおよぼす何か他の病気をもっている場合は，プログラムのこの部分を特にゆっくりと進めることが役に立つかもしれません。１度にすべてを行うのではなく，１度に１つのステップだけをするように，問題を小さな"塊"にして取り組むことを試みてください。ADHDや強迫症などに関しては専門家から治療を受けたり，第１章で説明したセルフ・ヘルプ・マニュアルを読むことが役立つかもしれません。

3　問題解決のための体系的な方略を立てましょう

　本書を読み進め実行していくなかで，他の問題が起きることをこころ積もりしておいてください。計画した通りには事は進まないでしょうし，あなたの注意を奪うような別の生活の問題が起きて，課題がうまくいかなかったり複雑になったりするでしょう。起こりうることを考えてもきりがありません。そのため，起こりうる問題に対応できるように一般的なガイドラインをいくつか紹介します。ためこみをする人たちは，物事の詳細にとらわれやすいことがよくあります。圧倒され，どうしていいのかわからず，決断するのも難しい状態によく陥ります。そうならないようにするために，以下のことを順番に試みてみてください：

1. **問題を見極め明らかにしましょう**：ここでの秘訣は，可能な限り明確で具体的にすることです。あなたが直面している問題は厳密には何ですか？　以下に，問題を十分に明らかにした例と十分に明らかにしていない例を挙げました：

十分に明らかにしていない問題	十分に明らかにした問題
「わたしの人生はコントロールを失っています」	「わたしが使える時間に対し要求されることが多すぎて，すべてに対処することができません」
「わたしは，このプログラムを行うことができないのです」	「本に集中して，何が書かれているのかを憶えておくのに苦労しています」
「わたしは，ただ元気がないだけです」	「糖尿病を患っているので，血糖値がうまくコントロールできず，低くなりすぎると，足元がフラフラして，からだがだるくなります」
「ここには，モノを広げて整理整頓する十分なスペースがありません」	「狭いアパートのなかでモノを仕分ける方法をみつける必要があります」

2. **できるだけ多くの解決法をみつけましょう**：この段階での問題解決の目標は，批判的に評価するよりも，ブレイン・ストーミングをして，数多くのアイディアを思いつくことです。独創的でお茶目なあなたのままでいれば考え方を柔軟に保つことができます。もし，あなたが気兼ねをしないようであれば，友人に自分では考えつかないようなアイディアを思いつく手助けをしてもらいましょう。ヘレンは使える時間に対し多すぎる要求をしてしまうことを問題の１つに選びました。以下は，ヘレンがブレイン・ストーミングによって思いついた解決法のリストです：

   - 優先順位のリストを作成し，どれがもっとも重要であるかを決める
   - 計画していたもののなかで重要度の低いいくつかの活動をキャンセルする
   - 遠く離れた場所に逃げる
   - より素早く行うために，友人や家族にいくつかの課題を手伝ってくれるように頼む

3. **思いついた解決法を評価し，もっとも合理的で実際に役立つと思える１つか２つを選びましょう**：他愛もない面白い方法を含んでいるかもしれないリストを作成したら，リストの１つずつについて考えてみましょう。それは納得できるものですか？ それは実行可能ですか？ いいアイディアですか？ ヘレンは，「遠く離れた場所に逃げる」方法が長期的には問題に対するすぐれた解決策ではないと考えたので，リストから外しました。しかし，他の方法は名案のように思われました。彼女のプログラムのこの段階では，ヘレンは他の人に助けを求めることはまだしにくかったので，上記の４つ目の方法はすぐに使わないことにしました。「優先順位のリスト作成をしてもっとも重要な活動を決める」と，「それほど重要でないいくつかの活動を止める」という残りの２つの方法は，彼女にとって妥当な解決策のように思えたので，ヘレンはこれらを行うことにしました。

4. **解決策を実施してみましょう**。どの解決法を試みるのかを決めたら，次のステップは実際にそれを行うことです。考えているだけでは実際に問題は解決しません。ヘレンは，紙と鉛筆を手にして，行う必要のあるすべてをリストに書き留めました。次に重要度の順番をつけ，それぞれに番号をつけました。リストの上部にある項目は，もっとも重要と考えていたもので，下部のものはオプションと考えた項目でした。リストをみたとき，「これらの課題すべてを達成していなくても人生は続く」とこころに決めました。たとえば，以前に政治キャンペーン事務所で電話対応のボランティアを行うことに応じていました。しかし，もしこれをしなくても「陽はまた昇る」ですから，自分の時間を他のことに使った方がいいだろうと決めました。キャンペーン事務所に電話をして，彼女のシフトをキャンセルしました。彼女は罪悪感を少し抱きましたが

圧倒されるようなものではなく，他のやるべきことをしないことに対する罪悪感の方がより強いことを理解しました。

5. 結果を評価しましょう。あなたの解決策を一度試みてみたら，それがうまくいったかどうかを判断してください。それは役に立ちましたか？ どちらでもなかったですか？ あるいはあなたを傷つけるものでしたか？ ヘレンは選挙事務所でボランティアのシフトをキャンセルした後に，ためこみの問題に取り組むことに数時間費やせることをみいだしました。彼女はかなり多くのことをやり遂げ，それほど重要でない活動をキャンセルすることがとても役立つと結論づけました。そして，解決策が彼女にとって役立つかどうかはっきりしなかったり，彼女を傷つけるようなときには，作成した解決リストに戻り，別の方法を試みればよいと気づきました。

4　仕分けと整理のための方略を立てましょう

カテゴリーを作成します

　仕分けと整理を始める前に，いくつかの基本となるカテゴリーを決めてください。山積みのなかの所有物をこれらのカテゴリーごとに仕分けていきます。もっとも簡単なレベルは，"保存・保管する"か"手放す"かに分類することです。あなたが手放してもいいアイテムから始めましょう。それらをどうしますか？ 1人ひとり返答は少しずつ異なるかもしれませんが，多くの人たちが用いるいくつかの役立つカテゴリーを，以下に示します：

"保存・保管する"か"手放す"かにアイテムを分類することから始めましょう

- ゴミ
- 再利用，リサイクル
- 寄贈（たとえば，チャリティー，図書館，友人，あるいは家族）
- 売却（たとえば，フリー・マーケット，古本屋，委託販売店，インターネット・オークション）

　次に，あなたがとっておきたいアイテムのカテゴリーを考えましょう。第2章に書かれていたように，ためこみをしている多くの人たちにとって，この課題が難しいことを忘れないでください。1つひとつのアイテムをまるで特別な存在であるかのように扱い，あまりに多すぎるカテゴリーを作る傾向があるので，他の人たちは一緒にするようなモノで

あなたが用いるカテゴリーの数を制限します

あっても，同じようにまとめることができません。そのため，あなたが用いるカテゴリーの数を制限することが重要です。リストのカテゴリーが30以上であれば，再考する必要があります。組み合わせることができるカテゴリーがありますか？　たとえば，"スニーカー"と"礼装用の靴"は，おそらくそれぞれ独自のカテゴリーに分ける必要はなく，より一般的な"靴"のカテゴリーに一緒に入れることができるでしょう。以下に，ヘレンが考えたカテゴリーのリストを挙げます。

ヘレンのカテゴリー・リスト

1. 郵便と雑多な紙類
2. 雑誌
3. 写真
4. 衣類
5. コート類
6. ブーツと靴
7. 本類
8. オーディオとDVD類
9. 土産類
10. 装飾品
11. 寄贈品
12. 事務用品
13. ゲーム類
14. 工具類
15. 家具
16. 空のコンテナー（容器）
17. 食品
18. 台所用品
19. 鍋，フライパン，食器
20. リネン類
21. 化粧用品
22. 掃除用洗剤
23. 掃除用具
24. 庭や作業場の道具
25. 娯楽用品
26. ペンキと塗装用具
27. ペットフードと用具
28. ハンドクラフト

　今度はあなたの番です。とっておきたいと思うアイテムのカテゴリーのリストを作ってください。ヘレンのリストを活用したい場合は，ヘレンは気にしないので使って構いません。カテゴリー作成を始めた後も，リストはいつでも変更できます。ただ，本書のすべてのエクササイズにも共通していますが，鉛筆やペンをもってあなたの反応を書いておくこ

とを忘れないでください。本書を読むだけでは，ほとんど役に立ちませんし，すべてを頭のなかに入れておこうとすれば圧倒されるだけで，あなたがやろうとしていることから注意が逸れてしまうでしょう。

わたしのカテゴリー・リスト

1. _____
2. _____
3. _____
4. _____
5. _____
6. _____
7. _____
8. _____
9. _____
10. _____
11. _____
12. _____
13. _____
14. _____
15. _____

16. _____
17. _____
18. _____
19. _____
20. _____
21. _____
22. _____
23. _____
24. _____
25. _____
26. _____
27. _____
28. _____
29. _____
30. _____

保存や保管するアイテムについてカテゴリーごとの保存・保管場所を決めます

　前もって，モノをどこに置くべきかを決めてください。完璧にしようと考え込まないでください。1つひとつのアイテムがすべてどこに収まるべきかをわかっている人は1人も

いません。しかし，モノの置き場所について原則となる考えをもっておいてください。そうすれば，仕分けと整理を始めたときに，モノをどこに置けばいいかが容易にわかります。時間をかけずに仕分けと整理を行いますから，1つずつすべてを確実に正しい場所に置く必要はありません。とりあえず，適切な場所のなるべく近くに置くことを試みたら仕分けと整理の課題に戻ってください。あなたの考える正しい場所にすべてのアイテムを置く代わりに，カテゴリーごとに段ボールやプラスチックの箱を準備して，箱にカテゴリー名を書いておくと，この課題はより早く進むでしょう。仕分けを

仕分けたモノをすべて決めた場所にしまわずに，仕分けと整理セッションを止めてはいけません

30分したら，それぞれを適切な箱に入れてください。「いずれはこれらに手をつけます」「最後にまとめてやります」と言って空箱のままにしておく"罠"に気をつけてください。仕分けたモノすべてをしまわないで，仕分けと整理の時間を終了してはいけません。

　ヘレンは，上のリストから，それぞれのカテゴリーがどこに置かれるかを書き留めました。以下が，ヘレンのリストです。

ヘレンの保存や保管カテゴリーと保存・保管場所

	保存や保管のためのカテゴリー	保存・保管場所
1.	郵便と雑多な紙類	ファイル・キャビネット，引き出し，進行中の山積み
2.	雑誌	棚
3.	写真	箱
4.	衣類	引き出し，クローゼット，洗濯用のカゴ
5.	コート類	クローゼット
6.	ブーツと靴	靴箱
7.	本類	棚
8.	オーディオとDVD類	棚
9.	土産類	装飾キャビネット，倉庫
10.	装飾品	飾る，倉庫
11.	寄贈品	倉庫
12.	事務用品	机の引き出し，机の上

第9章 仕分けをして処分しましょう 125

13.	ゲーム類	キャビネット
14.	工具類	車庫
15.	家具	室内に置く，倉庫
16.	空のコンテナー（容器）	食器棚，地下室
17.	食品	冷蔵庫，食料品室（パントレイ）
18.	台所用品	引き出し
19.	鍋，フライパン，食器	戸棚
20.	リネン類	リネン用のクローゼット（リネン用の箪笥の引き出し）
21.	化粧用品	脱衣所の棚
22.	掃除用洗剤	台所の戸棚
23.	掃除用具	小部屋
24.	庭や作業場の道具	車庫
25.	娯楽用品	車庫
26.	ペンキと塗装用具	地下室
27.	ペットフードと用具	戸棚
28.	ハンドクラフト	地下室

　あなたの所有物はヘレンのものとまったく同じでないかもしれませんし，あなたの家もヘレンと同じ部屋やスペースがないかもしれません。そのため，あなた独自のカテゴリーと自宅内での置き場所を決めてください。

わたしの保存や保管カテゴリーと保存・保管場所

	保存や保管のためのカテゴリー	保存・保管場所
1.	＿＿＿＿＿＿＿＿＿＿＿＿＿	＿＿＿＿＿＿＿＿＿＿＿＿＿
2.	＿＿＿＿＿＿＿＿＿＿＿＿＿	＿＿＿＿＿＿＿＿＿＿＿＿＿
3.	＿＿＿＿＿＿＿＿＿＿＿＿＿	＿＿＿＿＿＿＿＿＿＿＿＿＿

4.

5.

6.

7.

8.

9.

10.

11.

12.

13.

14.

15.

16.

17.

18.

19.

20.

21.

22.

23.

24.

25.

26.

27.

28.

29. _____   _____
30. _____   _____

　一般的な意思決定の計画を図9-2に表示しました。仕分けと整理をしているときは，あなたの目の前にあるアイテムを1度に1つだけ手にして，自宅に保存や保管するか処分するかを決めてください。処分することを決めた場合は（図9-2の左側），捨てるか，再利用にまわすか，寄贈するか，あるいは売却するかを判断します。処分方法を決めたら，それぞれの場所に持って行きます。たとえば，ゴミにすると決めた場合は，くずかご，台所のゴミ入れ，大型のゴミ専用コンテナーなど，適切なゴミ容器に入れてください。再利用する場合は，再利用資源指定日に出すためのリサイクル用の箱か，地域のリサイクル・センターに持って行くための自宅内のリサイクル用の置き場にまとめます。寄付，プレゼント，あるいは売却用のそれぞれの箱を決め，アイテムをそれぞれの箱に入れなければなりません。

　一方，アイテムを保存や保管することを決めた場合は（図9-2の右側），本章であなたが用いたリスト（123ページ）のどのカテゴリーに入るかを決めます。それぞれのカテゴリーごとに段ボール箱を準備して，適切な箱にそれぞれを入れてください。すべてのカテゴリーごとに必要な箱がない場合は，カテゴリーごとに小さい山を作っても大丈夫です。

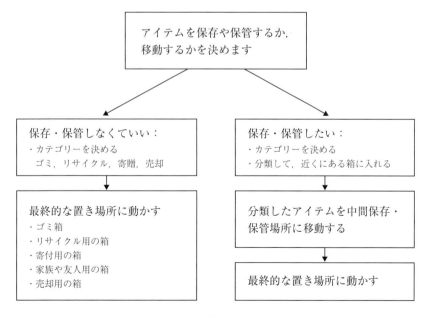

図9-2　一般的な意思決定計画

> **地元のリサイクリング・センターと慈善寄付団体をみつけましょう**
>
> ほとんどの市町村は，町内会ごとに道路の脇にリサイクル用の収集所を作ってあり，リサイクル・センターをもっています。受け取ってくれるアイテムは市町村ごとに異なりますから，まずインターネットで調べるか電話をかけてみるとよいでしょう。家庭用電化製品のリサイクル に関しては，http://www.rkc.aeha.or.jp/index.html で探すことができます。
> また，あなたの住んでいる地域にも，おそらくさまざまな品物の寄付を受け付けている慈善寄付団体があるでしょう。インターネットや電話帳を調べてみてください。

ただ，その山は大きくなり過ぎず，仕分けを終えるまでには必ずそれらを片づけてください。もし大量のモノを保存や保管することを計画している場合は，それらを片づける準備が整うまでアイテムを置いておく"中間保存・保管場所"をその近くに作ることが役立つかもしれません。しかし，仕分けの最後までには，前述したリストに沿って，すべてを最終保存・保管場所に必ず片づけなければなりません。いくつかは，保存や保管場所をクラッターが塞いでいるので，一時的な保管場所が必要になるかもしれません。

仕分けと整理を上手く進めるために，前もっていくつかのことを準備する必要があります。1人ひとり，状況は少しずつ異なりますが，以下にいくつかの一般的な準備することを挙げます：

- 保存や保管したいアイテム用の箱や保存・保管用容器を必ず準備してください。リサイクル用，寄付用，あるいは売却用のための箱や適当な容器も必要です。いくつかのリサイクル・センターや委託販売店，あるいは，アイテムによっては特定の条件があるかもしれませんので，あらかじめ，必ず確認しておいてください。
- 保存や保管のために多くの箱を準備する場合は，箱を開けずにそれぞれの箱に何が入っているのかがわかるようにラベルをつけておくことが必要です。ラベルを書くためのペンやマーカーも必要です。段ボール箱の代わりに，一目で中身がわかる透明のプラスチック容器も役立ちますが，仕分けたり探し物を簡単に見つけるために，ラベルをつけておくことがとても役立つことは同じです。
- ゴミを入れるための大きなゴミ袋を準備します。
- リサイクルのためのリサイクル用の箱を準備します。
- 非常に大量のクラッターがあり，かなりの量の処分を計画しているときは，大型のゴミ専用コンテナーを借りることを考えてください。多くのゴミ清掃業者や住宅関連店舗（電話帳で調べてください）は，自宅用の大型ごみ専用コンテナーを届けてくれ，あなたが片づけ終えたときに取りに来てくれるでしょう。
- 誰があなたを助けてくれるかを選ぶことも役立つかもしれません。仕分けと整理は大きな課題であり，かなりの力仕事と時間を要します。助けてくれ，信頼できる友人

や家族，近所の高校生や大学生がいれば，今，その人に連絡をとるときです。多くの大学では，時間単位で学生アルバイトを派遣しています。他には，ゴミ清掃業者や引っ越し業者が有料で手伝いの人を派遣して，モノを運ぶのを助けてくれますから，これを利用することもできます。

- 作業のためにスペースを空けてください。仕分けと整理を始めると，モノを動かさなければなりません。これは，きれいになる前に一時的に汚くなることを意味しています。できれば，あなたが仕分けと整理をするスペースの近くに"作業スペース"を決めてください。大量のクラッターのために作業スペースを作れないようであれば，部屋の外の廊下やベランダ，庭などに作業スペースを作ってください。これらはあくまで一時的な場所で，毎回の終了時には作業スペースにモノを残さないことを忘れないでください。

- 作業時間を決めてください。われわれの経験では，仕分けと整理をする時間を決めて行うと，最高の結果が得られています。「たまに」「それを手にしたとき」「1日のここかしこで」といったやり方は，あまりうまくいきません。本章の冒頭で紹介したカレンダーを使って，作業のためにもっとも適した時間をみつけるのに役立ててください。

　以下のリストは，あなたの仕分けと整理がスムーズに進むために必要となることをリストアップするのに役立つ用紙です。あなたが自宅の部屋ごとに使えるように，用紙をコピーしてください。大量のクラッターや複雑なレイアウトの部屋では，1室でも数枚の用紙を使用する必要があるかもしれません。以下のリストは，ビルが初めて仕分けと整理を行う前に完成させた用紙です。

ビルの整理のための準備用紙

選んだ部屋：＿＿＿＿居間＿＿＿＿
選んだアイテムの領域やタイプ：＿＿＿娯楽関係アイテムの周辺＿＿＿
整理のために必要な準備：
1. ＿＿大型の廃棄物用コンテナーの借用手続きをして配達してもらう＿＿＿＿＿
2. ＿＿大容量用ゴミ袋を箱で購入する＿＿＿＿＿
3. ＿＿地下室から段ボールの箱を持ってくる＿＿＿＿＿
4. ＿＿ラベルシールとマーカーを購入する＿＿＿＿＿
5. ＿＿部屋のなかに一時的な作業スペースを作る＿＿＿＿＿
6. ＿＿娘に電話をして，手伝いに来てくれるように依頼する＿＿＿＿＿

今度はあなたの番です。自宅の部屋の1つを選んで，仕分けと整理がうまく進められるように必要なことを記入してください。自宅の部屋ごとに，このやり方を繰り返します。自宅の外にもクラッターがある場合は，そこでも同じようにするために何が必要かを考えてください。

わたしの整理のための準備用紙

選んだ部屋：＿＿＿＿＿＿＿＿＿＿

選んだアイテムの領域やタイプ：＿＿＿＿＿＿＿＿＿＿＿＿＿＿＿

整理のために必要な準備：

1. ＿＿＿＿＿＿＿＿＿＿＿＿＿＿＿＿＿＿＿＿＿＿＿＿＿＿＿＿＿＿

2. ＿＿＿＿＿＿＿＿＿＿＿＿＿＿＿＿＿＿＿＿＿＿＿＿＿＿＿＿＿＿

3. ＿＿＿＿＿＿＿＿＿＿＿＿＿＿＿＿＿＿＿＿＿＿＿＿＿＿＿＿＿＿

4. ＿＿＿＿＿＿＿＿＿＿＿＿＿＿＿＿＿＿＿＿＿＿＿＿＿＿＿＿＿＿

5. ＿＿＿＿＿＿＿＿＿＿＿＿＿＿＿＿＿＿＿＿＿＿＿＿＿＿＿＿＿＿

6. ＿＿＿＿＿＿＿＿＿＿＿＿＿＿＿＿＿＿＿＿＿＿＿＿＿＿＿＿＿＿

5　紙類への特別な留意点

　われわれが接したためこみをしている人たちの多くは，郵便や新聞，雑誌，個人的書類などの紙類を，どうするのかを決めることが特に難しいと話します。結果的に，ためこみをしている人たちは大切なモノと取るに足らないモノを混ぜ合わせてしまい，銀行口座の小切手や請求書をスーパー・マーケットのチラシや新聞と一緒にしてしまいます。これはクラッターへの対応を効果的に行うことを極端に難しくします。無駄な紙類の山積みに何か大切な書類が含まれていると，大切な書類をきちんと片づけるために，さらに注意深く（そして，よりゆっくりと）調べなければならなくなります。請求書と書類のファイリング・システムを作ることが極めて重要ですし，情報関連紙，今後のイベント情報，旅行情報，

写真など，他の紙類を保管する場所も同じように作ることが大切です。早い段階でファイリング・システムを確立すると，それぞれの部屋のアイテムを仕分けるのに役立ちます。

大切な紙類を視野の外に片づけることを考えると，あなたは心配でいたたまれなくなるかもしれません。ためこみの状態にある多くの人たちは，モノを見えないところに置くと，それを忘れてしまうことを心配します。ここでの目標は，使用できる生活空間を作り，あなたが必要なモノを容易に見つけられるようになることです。これを忘れないでください。あなたは，

請求書と書類のファイリング・システムを作ることは極めて重要です

山積みのなかからモノを探すのが大変であることをおそらく自覚しているでしょう。効率のいいファイリング・システムを作ることで，実際に視野のなかに置かなくてもどこに大切なモノがあるのかがわかりやすくなります。

多くの家具店や事務用品店で取り扱っている小型のファイル用キャビネットや他のファイリング・システムを入手することが役立つでしょう。段ボールの箱でも構いません。異なる紙類カテゴリーごとに別々のファイルを作ります。以下にあなたが始めやすいように，一般的なカテゴリーのリストを挙げてあります。あなた独自のニーズに合うように，このリストを自由に修正してください。

紙類をファイルするための一般的なカテゴリー

- 住所録と電話番号
- 新聞と雑誌から切り取った読みたい記事
- 自家用車関連
- カタログ
- コンピューター関連
- 手紙
- クーポン
- 娯楽関連
- 会計（クレジット・カード，銀行口座，退職年金口座，普通預金口座，当座預金口座などの明細書，株券や他の投資）
- ユーモラスなモノ
- 個人用（氏名ごとに）：1人に1つのファイル
- 取り扱い説明書／保証書
- 医療関連

- 個人的書類（遺書，保険証書など）
- 写真（これは一時的ファイルで，いずれはアルバムや他の適切な場所に整理する）
- 製品情報
- 外食関係
- 学校関係書類
- 思い出のあるモノ
- 公共料金
- 切手
- 文具
- 税金関連書類
- することリスト
- ファイルするモノ（見直す必要のあるモノ）
- カレンダー関連（特定の月を思いだすため）
- 旅行や休暇情報

わたしの紙類の保存や保管カテゴリーと保存・保管場所

保存や保管のためのカテゴリー	保存・保管場所
1. _____	_____
2. _____	_____
3. _____	_____
4. _____	_____
5. _____	_____
6. _____	_____
7. _____	_____
8. _____	_____
9. _____	_____

第 9 章　仕分けをして処分しましょう　133

10. _____　_____
11. _____　_____
12. _____　_____
13. _____　_____
14. _____　_____
15. _____　_____
16. _____　_____
17. _____　_____
18. _____　_____
19. _____　_____
20. _____　_____
21. _____　_____
22. _____　_____
23. _____　_____
24. _____　_____
25. _____　_____
26. _____　_____
27. _____　_____
28. _____　_____
29. _____　_____
30. _____　_____

紙類をファイルするのに必要なアイテム

1. _____
2. _____

3. _____

4. _____

準備した方がいいかもしれないアイテム
- ファイル用のフォルダー
- 壁掛けタイプのファイル
- ファイル用キャビネット
- ラベル
- 卓上整理用具

　紙類をどのくらいの間保管するかを判断するのは難しいことが多いです。しかし，すべてのモノを永遠に保存しておく必要はありません。ここに一般的に推奨されている期間をいくつか挙げます：

紙類の保管期間

１ヵ月間
- クレジット・カードで支払ったレシート
- 少額の買い物のレシート
- 引き出しと預金伝票：毎月の銀行口座明細書で確認したら捨てる

１年間
- 給与明細／預金伝票
- 銀行，クレジット・カード，投資信託，退職年金口座の毎月の明細書

６年間
- 源泉徴収票，売り上げなどの税報告書，その他確定申告関連書類
- クレジット・カード，仲介手数料，投資信託の年度末の報告書

無期限に保管しておく書類
- 税申告書

- 大きな買い物のレシート（家具など）
- 住宅や住居に関する書類
- 遺言書と信託書類

すべてのモノを永遠に保存する必要はありません

貸金庫に保管する書類
- 誕生届と死亡届
- 婚姻登録書
- 保険書類
- 自動車権利証書
- 所有財産証書

6 将来，アイテムを容易に見つけられるように決めた場所に置きましょう

　状態を定期的に維持することは，特に紙類に関するクラッターをコントロールするために鍵となります。ヘレンは特に毎日配達される郵便の量に苦しんでいたので，彼女が日頃郵便を置いてしまう台所にファイリング・システムを作りました。毎日郵便を受け取ったら，3種類のカテゴリーの1つに仕分けました：ゴミ（ゴミ箱に），リサイクル（リサイクル用の箱に），保管（カウンターの小さな箱に入れ，都合がついたときに整理します）。いつまでもこれらの整理を先送りしないように，彼女はわざわざ小さい箱を選びました。少なくても週1回，箱のなかのモノをすべて取り出し，確認して，支払う必要がある請求書を支払い，保管したい郵便をファイルしました。

　新聞と雑誌も定期的な維持が必要です。これらを続けることが難しい場合は，過去6カ月間に読んでいない新聞や雑誌の定期購読を中止することを考えてください。多くの新聞は，毎日ではなく週1回の配達や，インターネットで無料で読むことができます。すべての新聞や雑誌をためておく代わりに，読みたい記事を決めたら，切り抜いて後で読むためにファイルします。

　クラッターのない状態を習慣にするために，ルーティーン［決まった日課］を作ります。以下に，役立つ一般的な日課をいくつか挙げました：

- 毎日新しい郵便と紙類を仕分ける時間を作る
- あなたの意気込みを高める自分への褒美として，毎日仕分けをした後に，娯楽の時間をもつ
- 週に2回，ゴミ箱を空にする（必要であれば，回数を増やす）

- 毎週同じ時間に，ゴミ収集（あるいは，粗大ゴミ回収場所へ運ぶ）のためにゴミを出す
- 毎日食器を洗い，あなたが起きたときにはきれいな流し台とカウンターにしておく
- 週に1度，洗濯をする（必要であれば，回数を増やす）
- 支払いの締め切りに間に合わせるために，請求書を支払う時間とシステムを作る
- すべての購入商品が届いたら，すぐかその日のうちに片づける
- 使い終わったら，使用したモノをすぐに片づける

われわれは，整理整頓の専門家の友人から，以下のアドバイスを得ました。このリストをコピーして，冷蔵庫にマグネットで止めておいてください：

- **出したものは，元に戻す**
- **開けたら，閉める**
- **落としたら，拾う**
- **脱いだら，掛ける**
- **使ったら，きれいにする**

自分を褒めましょう

時には，仕分けと整理はかなりの作業のように感じるでしょうし，それは特段面白いものではないでしょう。あなたがこの作業に取り組み，前進していることにここちよく感じることをわれわれは願っていますが，あなたの動機を高く維持するために，あなたのプログラムに褒美を含めることが役に立ちます。時間をとって，何をしたいか考えてみてください：テレビを観る？　散歩をする？　電話で話す？　アイスクリームを食べる？　ペットと遊ぶ？　何であっても，仕分けと整理をする時間の大切な一部にしてください。決めた時間をためこみの問題に取り組んだ後で（30分程度），あなたの好きなことをして，自分を褒めてあげてください。ただ，落とし穴があります。**決められた時間を仕分けと整理に費やしたときだけ**自分を褒めてください。でないと，褒美はあなたが行ったことに結びつかず，意味をもたなくなります。自分自身をどのように褒めるかを書きだすために少し時間をとってください：

わたしへのご褒美

仕分けと整理に＿＿＿＿＿＿分費やしたら，以下の1つかそれ以上の褒美で自分を褒めます：

1. _____

2. _____

3. _____

　仕分けと整理の目標を達成するために，決めたルールに則って自分を褒めることに同意します。そして，毎日の目標を達成しない限りは，自分への褒美をお預けにすることにも同意します。

　次章では，仕分けと整理の実際の手順を一緒に丹念にみていきましょう。先に進む前に，あなたが適切な準備を整えているかを確認してください。

第10章

仕分けて取り除きます
始めましょう

1 動機を高めるための後押しをしましょう

本章では，あなたが第5章で学んだことを仕分けと整理セッションに適用していきます。それと，あなたの目標を達成するために，どのようにモノを手放すかを学ぶ課題も始めます。ただ始める前に，少し時間をとって，あなたの"実行筋"が十分についているかを，ここで確認してみましょう。あなたはこれまでにモノを仕分けて取り除くというエクササイズを30分間続けて行えるまで，実行筋を鍛えてきたはずです。そうでなければ，第5章（60ページ）に戻って，実行筋を鍛える手順を復習しましょう。毎日，30分から60分の間，取り組める状態になっていなければなりません。そうでなければ，目標を達成するのは難しいでしょう。あなたは，きっとできるはずです！ 実行筋を十分にするために，あなた自身の目標と大切なことを振り返り，これらがプログラムに合致しているのを確認することが役立ちます。そして，これらを，毎日の仕分けと手放す練習のときに，思いだしてください。

"毎分を管理できれば，1時間が稼げる"（ベンジャミン・フランクリン：Benjamin Franklin）

	わたしのもっとも大切な目標	わたしの大切にしていること
1.	_____	_____
2.	_____	_____
3.	_____	_____

ここで振り返ってみましょう

既に学んだように，モノを手放すことには，不安，不確かさ，罪悪感，そして後悔の念といった辛い感情が伴います。これらの感情のために，処分すべきモノをとっておくという行動をとりがちです。ためこみの問題を克服するためには，これらの感情に耐えることを学ばなければなりません。実行筋を鍛えたのと同じように，このような不快な感情に耐

えることを学ぶことができます。あなたがやるべきことは，練習のみです。このような感情があなたの行く手を阻んでいるようなら，手放すことが少し辛く感じるアイテムから始めて，より処分が難しいアイテムに挑戦していきましょう。

2　どこから始めればいいでしょうか？

第9章で準備状態を整えることを学んでいるときに，「どこから始めればいいでしょうか？」の質問にあなたは既に答えて，開始場所を選んでいるでしょう。もしそうでなければ，きれいにすることで複数のことが得られる場所から始めましょう。第1の選択場所は，あなたの毎日の生活に大きく影響するところです。玄関や廊下，台所，居間などかもしれません。毎日きれいになっていることに気づき，自由に動きやすくなり，スペースを使えるようになるために，掃除をしたくなる場所です。第2の選択場所は，1つか2つ先の状態を考えたくなるところです。テーブルやソファをきれいにして

どこから始めても，そこがきれいになるまで，他の場所に移らないことが重要です

みると，仕分けと手放すセッション中に座れるようになり，全体の取り組みがよりやりやすくなります。もし最適な開始場所をうまくみつけられないときは，最初に目に入ってくる場所，あるいは今本書を読んでいる場所など，どんなところからでも始めることができます。どこから始めても，そこがきれいになるまで続けることが重要です。1つの場所に数分間取り組んで，別の場所に移動する"罠"に気をつけてください。始めた場所がきれいになるまでやり通すことは，あなたがしてきたことを確認し，あなたの動機を高いままに維持して，長い道のりを進んでいきやすくします。

始める場所を選んだら，次は取り組む時間を決めなければなりません。あなたが1日のなかでもっともいい状態の時間を選んでください。ビルは朝が"よりシャープに"感じたので，取り組む最適の時間に午前中を選んだことを思いだしてください。毎日必ず1回，取り組む時間を予定に組み込んで，セッション時間を30分から始めてください。この段階でもっとも大切なことは，あなたがどのように感じようと，生活のなかで何が起きようと，このスケジュールを着実に行うことです。それは，この取り組みがもっとも高い優先項目であることを意味しています。予定した30分になるまでの間に，ためこみに取り組むことを延期したくなったり，何もしたくなくなるなど，あらゆることが出てくるでしょう。これらはすべてもっともに思え，あなたが30分間取り組むのを延期しようと決めることは，至極当然なことに思えるでしょう。しかし，これらはあなたの改善に重大な障壁になるので，あなたはこれらに抵抗する準備が整っていなければなりません。

最初の仕分けセッションでは，必要な材料のなかでも，カテゴリー分類と保存・保管場

所のリストを必ず手元に置いて始めてください。紙類に取り組む場合は，ファイルのカテゴリーと使いやすいファイル・フォルダーを準備してください。

　毎回の仕分けセッションは，ほぼ同じ手順で行わなければなりません。取り組んでいる場所で何か1つを拾い上げ，3つの決断をして行動に移します（図9-2 127ページ参照）：

　　決断1：これを捨てないでおくか，手放すべきか？
　　決断2：これはどのカテゴリーに入れるべきか？
　　決断3：それはどこに置くべきか？
　　行動：モノを最終的な場所に動かす

　読み進める前に，やってみましょう。何か1つを手にして，これら3つの決断をして，最終的な場所に動かしてください。

　さて，どうでしたか？　この手順を煩雑かつ複雑にすることは何でしたか？　以下に，それらを書き込んでください。

手順を煩雑にすること

　　1. _____

　　2. _____

　　3. _____

　この仕分けセッションであなたが体験した煩雑さへの対応は，これ以降の章でもっとも多くの時間を費やします。この煩雑さを解決するためには，あなたの創造性が必要になります。そして，仕分けと手放すセッションを行うほど，よりやりやすくなっていきます。

3　決断：とっておくか手放すかを決めます

　第9章で，あなたは仕分けと手放すセッション中に"決断2(カテゴリー分類)"と"決断3(保存・保管場所)"の意思決定をどう進めればいいかを学びました。本章の大部分では決断1の"手放すべきか否か"に焦点を当てています。この決断をするのはあなた自身である

ことを、どうか忘れないでください。本書では、あなたに何をとっておくかや処分すべき
かの指示を出さないようにしています。決断はあなたのものです！ われわれは、第7章
であなたがあなた自身のために計画した目標を達成するための、あなたの決断力をより重
視しています。

意思決定のための問いかけをします

われわれは所有物のコントロールが難しい人たちが、モノに関しほとんど考えずに保管
している状態に頻回に遭遇してきました。これは、モノを処分することに伴う不快な体験
を避けるためであることを思いだしてください。後で必要になるかもしれない "万が一"
のために、ただ保管しておくことはより簡単です。そこで、この状態に対抗するために、
アイテムを1つ選んで、それについて考えていることを、声に出してみることから始めて
ください。これを数分してから、それを保管するか、手放すかを決めましょう。あなたが
今座っている場所から手の届く範囲のモノで構いません。さあ、始めましょう。

こうすることで、意思決定を迷わなくなっていることに気づくと思います。これを数回
繰り返した後に、意思決定に役立った、もっとも多くみられ、かつ共通する感情や考え、
質問などを書き留めておきます。以下は、われわれの治療を受けた人たちが役立ったと思っ
たものの例です。空欄にあなた独自の問いかけを書き込んでください。

- これと同じようなモノを既に持っていないだろうか？
- 実際にこれを使ったり、見直したり、読むための十分な時間があるだろうか？
- 昨年1年間でこれを使ったことがあるだろうか？
- 今後のスケジュールのなかで、これを使う計画を無理なく立てられるだろうか？
- これは、わたしが大切にしていることと必要なことに合致しているだろうか？
- わたしが非常に大切にしているモノとこれを比べてどうだろうか？
- 今、これを見ているという理由だけで、重要だと思ってはいないだろうか？
- これは時代にそぐわないのではないだろうか？
- これは、良質かつ正規品で、信頼がおけるだろうか？
- これは、わかりやすいだろうか？
- これを失ったら、もう1度これを購入するだろうか？
- これがほんとうに必要だろうか？
- これがほんとうに必要であるのがわかったら、もう1度手に入れようとするだろう
  か？
- これを置くための十分なスペースがあるだろうか？
- これをとっておくことは、わたしのためこみの問題を解決するのに役立つだろうか？

- _____
- _____
- _____
- _____
- _____

　質問を洗練させていくと，意思決定がスピードアップします。練習をすればするだけ，あなたにとってもっとも効果的な問いかけが選ばれていくでしょう。そうなれば，われわれが紹介したような質問を，1つずつ自問自答する必要もなくなります。この先に進む前に，p. 141 で手にとったアイテムに対し，決断2と3をあなた自身に問いかけて，最終的な場所にそれを置いてください。

モノを手放すためのルールを作ります
　上記の質問を問いかけることに加え，保存や保管に対するコントロール感を高める別の方法として，あなたが何を保存や保管し，何を手放すかを決めるためのいくつかの簡単なルールを確立します。たとえば，新聞に関するルールとして，1週間以上経ったものは，読んでいるか否かにかかわらず，リサイクルするというルールを決めます。雑誌を，1週間の代わりに1カ月にして同じルールを作ります。衣類に関しては，1年間着用していなかったりサイズが合わない場合は，チャリティーに寄付すると決めます。これらのルールをもつことで，あなたの生活が大幅に簡素化され，決断もはるかに簡単になり，あなた自身が設定した目標に到達しやすくなるでしょう。今ここで，少し時間をとって，モノの保存や保管と処分のための一連のルールを書きだしてください。ちょうどいいルールをみつけられない場合は，2つか3つの質問をして，あなたに役立つかどうかを判断するために1週間やってみましょう。あなたはいつでもそれらを調整できます。もし間違って後悔するようなモノをいくつか手放したとしても，長い目で見れば，あなたにとって最適なルールをみいだすことになるのでそれは価値ある喪失に他なりません。

モノを手放すためのルール

1. _____
2. _____

3. _____

4. _____

5. _____

6. _____

OHIO（オハイオ）ルール

あなたは，何か1つ拾い上げ，それを保管するかどうか，どのくらい保管するか，どこに置くかなどを考えて実際行ってみても，最後にはそれを見つけた場所に置き戻す経験がたぶんあるでしょう。この現象はクラッターをきれいにしようとする人たちによくみられることで，われわれはこれを“撹拌［かき混ぜること］”と呼んでいます。モノは拾い上げられ検討されますが，何1つ決断されないまま山積みの上に置き戻されます。この問題を克服するために，われわれはOHIOルールを推薦します：“1つを1度だけ取り扱うOnly Handle It Once”。このアイディアは，一度何かを拾い上げたら，それを保管するか処分するかを決めなければならず，保管する場合はそれの保管場所に移し，山積みには戻さないということです。最終的な置き場所が使えない場合があるので，現実には，アイテムを1度しか扱わないということは，常に行えるわけではありません。しかし，決断をして，対象となるモノを置く“中間地点”の計画を立てることにより，“撹拌”を減らすことができるようになります。

OHIO（オハイオ）ルール
1つを1度だけ取り扱います

4　最後までやり通しましょう

効果的な意思決定には，2つの基本的なステップが含まれます。1つ目は**決断をすること**で，2つ目はそれを**最後までやり通すこと**です。所有物を保存や保管するか手放すかを一度決めたら，他の決断とともに最後まで行うことが重要な局面になります。あなたは，これを最初の仕分け課題に伴う困難さとして体験しているかもしれません。コントロールできないクラッターを有する人たちの自宅でもっともみられる問題の1つは，何かを手放すことを決めた後でも，その人自身が自分の決断を信頼できず，手放せるまでに，かなりの間ドアの近くや車のなかに置かれ，それについて何度も最初から考えなければならない

ことです。何かを手放すと決めた場合は，カテゴリー（捨てるか，リサイクルするか，寄付をするか，あるいは売却するか）を選択して，それをどこにもって行くかも決めて，すぐに目的とする場所に移動しなければなりません。一方，保存や保管することを決めた場合は，第9章であなたが立てた計画に従って，カテゴリーと保存・保管場所を選ぶことが，同じように重要です。そして，生活の邪魔にならずクラッターの一部にならない最終的な場所に対象としたモノを保存か保管します。あなたの自宅がひどく散乱している場合は，中間地点を決める必要があるでしょう。重要なことは，モノを生活空間の真ん中から，邪魔にならない適切な場所に移動することです。

5　苦痛に耐えましょう

　もしあなたが，ためこみの問題をもつほとんどの人たちと同じであれば，モノを仕分けて取り除くという過程は，不快なものでしょう。悲しみ，不安，罪悪感，怒りといった感情を体験するかもしれません。責任感や完璧主義，アイデンティティについて，かなり悩むこともあるでしょう。所有物に対する過度の感傷的な愛着のために，悲嘆や喪失感を感じるかもしれません。これらはすべて当然の反応であることをわかっておいてください。ここちよくはありませんが，あなたの生活を邪魔するものではありません。ためこみについて話をすると，「それはそうだけど，不安を感じたときにどうすべきなんですか？」といった質問を受けることがあります。『何もしない』が最良の答えであることがあります。感情をどうにかしようとせず，ありのままに受け入れることが必要なときもあります。自分の感情を「どうにかしたい」という衝動は，こういった感情がいつまでもつきまとうのではないか，あるいは，どんどん悪化して，いつか生活を破壊してしまうのではないかという不安からよく生じています。しかし，こういった予測はほとんど的確ではありません。ですから，落ち込んでいると感じたときには，立ち向かおうとせずに感情を認めるようにしてみてください。あなたは不安になり，悲しくなったり，怒りを感じることもありますが，**逆らわずに**，その感情を感じ続けるのです。

6　手放す実験をしましょう

　本章では，あなたがより効果的に仕分けと手放すための決断する方法を説明してきましたが，ここからより難しい課題である，大量のモノを保存や保管しているあなたの決断基準を検討します。われわれは，所有物のどれを保存や保管し，どれを処分すべきかをあなたに伝えることはできません。しかし，われわれのこれまでの経験では，ためこみの問題をもつ多くの人は，モノに対する考え方が，それぞれの求める生き方と合致しないにもかかわらず，自分の考え方をきちんと吟味したり評価したことが1度もないことが明らかに

されています。これ以降の章では，あなたが自分の考え方を検討し，あなたの人生の目標と大切なことに沿うようにしていきます。これは，あなたの考え方を評価して，今のあなたは通常は処分しないモノを手放す実験をしなければならないので，プログラムのなかで，もっともストレスフルで難しいでしょう。それは，あなたが必要なときにそれを所有していなかったり，好きなモノを処分するなどのリスクをとらなければならないからです。

　この実験の目的は，あなたの所有物を処分したり，クラッターをなくすことではなく，あなたにとって何がもっとも大切で，所有物に対するあなたの見方をどのように変えるかを学ぶことです。われわれは，【あなた】という非常に重要な"対象"をあなた自身が研究するという科学者になることを提案しています。科学者は実際何をするでしょうか？ほぼすべての科学的活動は，2つの主要なステップに要約できます。最初に，科学者は「化学物質XとYとを混ぜ合わせると，結果は爆発するだろう」のように，何かに関し**仮説**を立てます。次に，仮説が事実かどうかを検証するために，実際に行ってみることで仮説を**テスト**します。そのため，科学者は実際に化学物質のXとYとを混ぜ合せて，混合物が爆発するかどうかを確認します（この場合，科学者のため，仮説が事実ではないことを願っています！）。われわれはあなたにも同じことを試みて欲しいのです。まず，仮説を立てなければなりません。そして，予測が事実かどうかを確認するために，それをテストする必要があります。

　簡単なモノから試みてみましょう。新聞や雑誌，何年も着用していない衣類，空の容器，分類したアイテムなど，何か1つを選んで，以下の空欄に記入します。そして，「これを手放すとしたら，どのように感じますか？」の質問に答えてください。対象となるアイテムを読んだり，着たり，使ったりする前の【たった今】感じることです。どのように感じるかを書き込んでください。また，0（まったくない）から10（耐えられない）ポイント・スケールで，どのくらい不快（苦痛さ，抑うつ的，不安が湧き上がるなど）であるかも評価してください。

あなたが選んだアイテムは何ですか？_____

それを手放すとしたら，どのように感じますか？_____

_____

その感情はどのくらい不快ですか？_____（0—10）

その感情を乗り越えるのに，どのくらい時間がかかりますか？_____

それを手放したら，どのような悪い結果が起こるでしょうか？＿＿＿＿＿＿＿＿＿＿＿＿

＿＿＿

もしその悪いことが起こったら，あなたにとって回復するのはどのくらい難しいでしょうか？

＿＿＿＿＿＿＿＿＿＿（0－10）

　　アイテムに対するあなたの愛着に関しいくつかの重要な仮説を，あなたは今まさに立てたのです：「もしこれを手放したら，わたしは＿＿＿＿＿＿＿＿＿＿＿＿＿＿＿＿＿＿＿と感じるでしょう」「10 ポイント・スケールでは，わたしの感情の強さは＿＿＿＿＿です」「その感情を解消するまでには＿＿＿＿＿くらいの時間を要するでしょう」「もしこれを手放したら，以下の悪い結果が起きるでしょう：＿＿＿＿＿＿＿＿＿＿＿＿＿＿＿＿＿＿＿＿＿。そして「その悪いことが起きると，それを乗り越えるのは＿＿＿＿（0－10 ポイント・スケール）くらいわたしにとって難しいでしょう」。

　　われわれは，ヘレンにこのエクササイズをしてもらいました。以下は，ヘレンが記入したものです：
　　あなたが選んだアイテムは何ですか？　　クレジット・カードの広告
　　それを手放す場合，どのように感じますか？　　怖い
　　その感情はどのくらい不快ですか？　　9　（0－10）
　　その感情を乗り越えるのに，どのくらい時間がかかりますか？　わたしはそれを決して乗り越えられないと思う
　　それを手放したら，どのような悪い結果が起こるでしょうか？　わたしは新しいクレジット・カードが必要になると思うけど，そのための適切な情報をもっていない
　　もしその悪いことが起こった場合，あなたにとって回復するのはどのくらい難しいでしょうか？　　8　　（0－10）

　　仮説をテストする準備ができていますか？　所有物に対するあなたの愛着を見極めるために，不快なことを体験しなければなりません。この実験によって不快さに関するあなたの仮説が的確かどうかがわかります。あなたが選んだアイテムをゴミ箱（あるいは，リサイクル用の箱など）に入れて，手放すことをはっきりさせるために，家の外に出してください。これ以上読み進める前に，今すぐにそうしてください。そして，本書のこの箇所に

戻ってきてください。

　今，あなたがどのように感じるかを，以下に書き込んでください。

わたしは＿＿＿＿＿＿＿＿＿＿＿＿＿＿＿＿＿＿＿＿＿＿と感じます。

わたしの苦痛度（0—10）は＿＿＿＿＿＿＿＿＿＿です。

　あなたの立てた仮説のように最悪の状態でしたか？　もしあなたがためこみの問題をもつほとんどの人たちのようであれば，あなたはおそらく実際に起きたこと以上にもっとひどいことを予測していたでしょう。あなたが立てた仮説のようにひどい状態であったりそれ以上であれば，この体験はあなたがこれらの感情をより詳細に検討することにつながります。それには，次章で概説しているアプローチのいくつかが役立ちます。しかし，ここでは，この実験に関するあなたの観察したことと，これまでに学んだことを書き留めておきましょう。

　この実験は，さらに対象としたアイテムを処分することに関しどのように感じるのかを，次週までの7日間，0—10苦痛度スケールで評価します。

　1日目：＿＿＿＿＿＿　2日目：＿＿＿＿＿＿　3日目：＿＿＿＿＿＿　4日目：＿＿＿＿＿＿

　5日目：＿＿＿＿＿＿　6日目：＿＿＿＿＿＿　7日目：＿＿＿＿＿＿

　7日目に，これらの数字が意味することを考えてみてください。あなたが選んだアイテムを手放したにもかかわらず，苦痛を感じていないとしたら，そのアイテムに対し当初抱いていた感情的愛着は何だったのでしょうか？　一方，もしあなたが，それを失うことについてまだ動揺しているのであれば，以降の章を読んで，これらの感情をより詳細に検討していきましょう。

　不安と苦痛に関しわかっていることの1つに，特にためこみに関する不安と苦痛は，時間の経過とともに，消失するか弱まるということがあります。所有物に対するあなたの感じ方を変えるために，この方法を使うことができます（心理学者はこれを"馴化"と呼びます）。しばらくの間，ただ苦痛に耐えていると，気分はよくなり始めます。苦痛が遠のくことに伴い，あなたはより強くなり，次に行うときには前ほど辛くは感じません。手放すのが簡単なアイテ

もっとも簡単なアイテムを手放すことから始めることで，あなたの耐性が強まり，その後のより難しいアイテムであっても，より取り組みやすくなります

ムから始めて，より難しいアイテムに向けて，リストか"段階表"を作成するという構造
化された方法で馴化されていきます。もっとも簡単なアイテムを手放すことから始めるこ
とで，あなたの耐性が強まり，やがてより難しいアイテムであっても取り組みやすくなり
ます。以下の用紙を完成し，段階表の一番下のアイテムから始めてください。

わたしの段階表

	処分するアイテム	処分に伴う苦痛評価	（0—10）
			もっとも強い
1.	＿＿＿＿＿＿＿＿＿	＿＿＿＿＿＿＿＿＿	
2.	＿＿＿＿＿＿＿＿＿	＿＿＿＿＿＿＿＿＿	
3.	＿＿＿＿＿＿＿＿＿	＿＿＿＿＿＿＿＿＿	
4.	＿＿＿＿＿＿＿＿＿	＿＿＿＿＿＿＿＿＿	
5.	＿＿＿＿＿＿＿＿＿	＿＿＿＿＿＿＿＿＿	
6.	＿＿＿＿＿＿＿＿＿	＿＿＿＿＿＿＿＿＿	
7.	＿＿＿＿＿＿＿＿＿	＿＿＿＿＿＿＿＿＿	
8.	＿＿＿＿＿＿＿＿＿	＿＿＿＿＿＿＿＿＿	
9.	＿＿＿＿＿＿＿＿＿	＿＿＿＿＿＿＿＿＿	
10.	＿＿＿＿＿＿＿＿＿	＿＿＿＿＿＿＿＿＿	もっとも弱い

　毎回の仕分けと手放すセッションで，科学者のように仮説をテストしていく必要があり
ます。仮説検証エクササイズは，いろいろな方法で行うことができます。しかし，取り組
むエクササイズは，第6章であなた自身に関し学んだことに沿っていなければなりません。
たとえば，新聞を保管する主な理由が，そのなかに含まれる情報を見逃したら，生活が劇
的に変化してしまうという思いを抱き，耐えられないのであれば，新聞を捨て，その翌週
のあなたの生活がどのくらい変化するかの記録をつけてみてください。慎重に結果を吟味
し，あなたの生活が劇的に悪くなったかどうかを判断しましょう。
　以下に，あなた独自の仮説検証エクササイズを計画するための用紙を準備しました。こ
こで重要なことは，あなたが保存や保管しているモノとあなたとの関係およびあなたの所

有物に対する考えが，ほんとうに的確かどうかを学ぶことであることを憶えておくことです。

手放すための仮説検証エクササイズ

1. 行う仮説検証エクササイズ：＿＿＿＿＿＿＿＿＿＿＿＿＿＿＿＿＿＿＿＿

＿＿＿＿＿＿＿＿＿＿＿＿＿＿＿＿＿＿＿＿＿＿＿＿＿＿＿＿＿＿＿＿＿＿

＿＿＿＿＿＿＿＿＿＿＿＿＿＿＿＿＿＿＿＿＿＿＿＿＿＿＿＿＿＿＿＿＿＿

2. 何が起こる（怖れている）と仮説を立てていますか？＿＿＿＿＿＿＿＿＿＿

＿＿＿＿＿＿＿＿＿＿＿＿＿＿＿＿＿＿＿＿＿＿＿＿＿＿＿＿＿＿＿＿＿＿

＿＿＿＿＿＿＿＿＿＿＿＿＿＿＿＿＿＿＿＿＿＿＿＿＿＿＿＿＿＿＿＿＿＿

3. これが起こるとどのくらい強く考えていますか？（0―100％）＿＿＿＿＿＿

4. エクササイズ開始時の苦痛度（0―10）＿＿＿＿＿＿＿＿＿＿＿＿＿＿＿＿

5. 実際何が起きましたか？＿＿＿＿＿＿＿＿＿＿＿＿＿＿＿＿＿＿＿＿＿＿

＿＿＿＿＿＿＿＿＿＿＿＿＿＿＿＿＿＿＿＿＿＿＿＿＿＿＿＿＿＿＿＿＿＿

＿＿＿＿＿＿＿＿＿＿＿＿＿＿＿＿＿＿＿＿＿＿＿＿＿＿＿＿＿＿＿＿＿＿

6. エクササイズ終了時の苦痛度（0―10）＿＿＿＿＿＿＿＿＿＿＿＿＿＿＿＿

7. あなたの仮説がほんとうに起きましたか？＿＿＿＿＿＿＿＿＿＿＿＿＿＿

8. この実験からどのようなことがいえますか？＿＿＿＿＿＿＿＿＿＿＿＿＿

＿＿＿＿＿＿＿＿＿＿＿＿＿＿＿＿＿＿＿＿＿＿＿＿＿＿＿＿＿＿＿＿＿＿

＿＿＿＿＿＿＿＿＿＿＿＿＿＿＿＿＿＿＿＿＿＿＿＿＿＿＿＿＿＿＿＿＿＿

＿＿＿＿＿＿＿＿＿＿＿＿＿＿＿＿＿＿＿＿＿＿＿＿＿＿＿＿＿＿＿＿＿＿

　ここで行ってきたことを要約しておきましょう。毎日の仕分けと手放すセッションは，少なくても30分間行わなければなりません。その間，第9章で学んだ整理の方法を適用して，決断します。そして決めたことを最後までやり

毎日の仕分けと手放すセッションは，最低30分は続けましょう

通し，本章の実験とエクササイズを行わなければなりません。一連の流れがスムーズにいくとは限らないでしょうし，必ず何らかの問題（おそらく，そのほとんどが"悪玉"に関することでしょう）に悩まされるでしょう。次章では，どのようにこれらに対処するかについて学びます。

第11章

悪玉がやってきました

part 1. 動機と取り組み時間

　第4章の5つの悪玉を憶えているでしょうか？　仕分けと整理をしていると，これらの1つかそれ以上（もしまだ出ていないのであれば）が必ず出てきます。仕分けと整理を始めてみると，思うように集中できなかったり，他のことで時間を奪われ始めることに気づいたでしょう。何か悪いことをしているように感じたり，大切なことを失うのではないかと心配し始めているかもしれません。すべてに圧倒されるように感じたり，混乱し始めるかもしれません。課題を先送りにしたり，後回しにしていることに気づくかもしれません。あるいは，楽になったり気分がよくなることをしたいだけかもしれません。これらはすべて自然なことです。われわれがお会いしたためこみの問題をもつほぼすべての人が，ためこみ状態に取り組むなかでこれらの問題の1つかそれ以上にぶつかっています。

　でも，心配しないでください。第5章の善玉はあなたの味方で，目標を達成するのに役立ちます。残りの第2章では，悪玉がどのように出てきて，悪玉を打ち負かすために善玉をどのように使うかを説明します。

　ここからは，少しやっかいかもしれません。というのも，本章と次章のすべてを読む必要はなく，あなたを悩ませている悪玉に関連する部分だけ読んでください。本章のフローチャート（図11-1）を使って，どの部分を読む必要があるかを決めてください。

■悪玉 #1：【他にやるべきことがあります】

　他のことの方が，仕分けと整理よりも重要だと思いはじめたら，立ち止まって目標と優先順位を再評価してください。それはほんとうに緊急に対応すべきことですか？　あるいは今，すぐにとりかかる視点を向けるべきことですか？　それは今すぐに取り組むべき緊急事態ですか？　時には，次のようなことも起こります。家族が受診しないといけない，貯水槽が壊れた，失業して新しい仕事を探さないといけないなどは，時間限定の危機的状況で，すぐに対応する必要があることでしょう。そうであれば，これらは問題ありません。危機的状況に対応した後で，本プログラムに戻ってきてください。

> たとえ，どれだけ多忙な人たちであっても，このプログラムで成功するための充分な時間を作ることができます

しかし，これほど明らかでないこともあります。あなたの時間や，やる気を奪っているのは，ほんとうの緊急事態でなかったり，ひょっとしたらいつまでも現状に居続ける惰性的な状態かもしれません。症状ですっかりまいっている状態でなくても，症状に対する治療や管理が必要な慢性的な病気があるかもしれません。あるいは，子どもたちを通学やサッカーの練習に連れて行くといったように，家庭でやることがたくさんあるかもしれませんし，長時間働かなければならない仕事があるかもしれません。あるいは，他にしたいこと

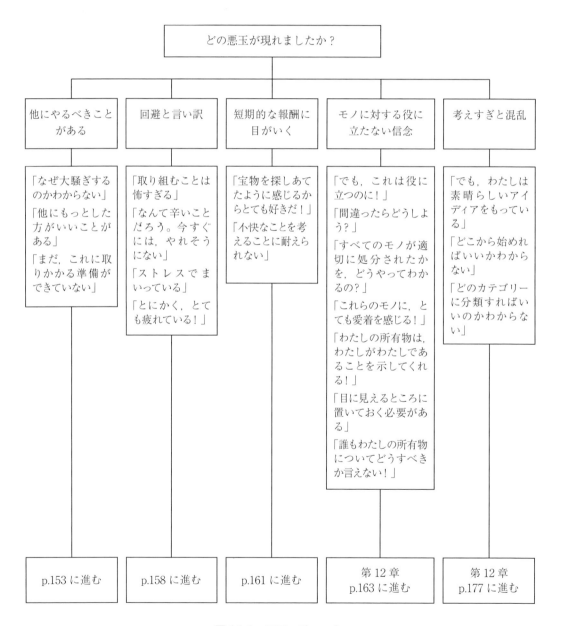

図 11-1 フローチャート

第11章 悪玉がやってきました　155

があるかもしれません。動機を維持して，仕分けと整理を行っていくことを難しくするこれらの状況はもちろんあるでしょう。そして，われわれはこれらがあなたの改善を邪魔するものかどうかをあなたに確認して欲しいのです。どれだけ多忙な人たちであっても，このプログラムで成功するための充分な時間を作ることができます。

手に入れられる褒美に目を向け続けましょう

　第7章に戻り，あなたが大切にしたいことや本プログラムに対するあなた自身の目標を見直してください。今でも同じ目標ですか？ アンビバレント［両価的］な感情を抱いている場合は，あなたの目標が変わったためでしょうか？ あるいは，決めた目標を保ち続けるのを止めたためでしょうか？ ためこみに取り組んだときと取り組まなかったとき，それぞれ起きやすい結果についてみてみましょう。それらの結果は今も起きやすいでしょうか？ あなた自身と結んだ契約も確認してください。今も契約したことに同意しますか？ 契約書のコピーを常に見えるように冷蔵庫や洗面所の鏡に貼っておくのが役立つかもしれません。自分の目標を毎日意識できれば，あなたは横道に逸れにくくなるでしょう。

　クラッターとクラッターのない状態のイメージ・エクササイズをもう1度やってみましょう。これまで取り組んできたにもかかわらず，やる気がなくなっている部屋に行ってください。エクササイズをして，以下の用紙にあなたの反応を記入しましょう。

クラッター状態のイメージ・エクササイズ

部屋：＿＿＿＿＿＿＿＿＿＿＿＿＿

A. 部屋を見渡して，クラッターに注意を向けてください。すべてが見えるように，ゆっくりと見廻してください。

B. この部屋を見廻している間に，どのくらい不快に感じますか？以下のあてはまる数字に〇をつけてください：

0	1	2	3	4	5	6	7	8	9	10
不快さはない										非常に不快

C. この部屋を見廻している間，どのような感情を抱きましたか？

　　1. ＿＿＿＿＿＿＿＿＿＿＿＿＿＿＿＿＿＿＿＿＿＿＿＿＿＿＿＿＿＿＿＿＿＿

　　2. ＿＿＿＿＿＿＿＿＿＿＿＿＿＿＿＿＿＿＿＿＿＿＿＿＿＿＿＿＿＿＿＿＿＿

　　3. ＿＿＿＿＿＿＿＿＿＿＿＿＿＿＿＿＿＿＿＿＿＿＿＿＿＿＿＿＿＿＿＿＿＿

D. この部屋を見回している間，どのような考えや信念を抱きましたか？

1. _____

2. _____

3. _____

クラッターのない状態のイメージ・エクササイズ

A. ここで，クラッターがなくなったこの部屋をイメージします。これをするときには，目を閉じた方がやりやすいかもしれません。きれいになった床，積み上がっているモノのないテーブルの上，カーペットと家具しか置かれていないクラッターのない状態をイメージします。今は，それぞれのモノがどこに行ったのかは心配せず，クラッターのない部屋をイメージしてください。

B. クラッターのないこの部屋をイメージしている間に，どの程度不快に感じますか？
以下のあてはまる数字に○をつけてください：

0	1	2	3	4	5	6	7	8	9	10
不快さはない										非常に不快

C. この部屋をイメージしている間，どのような考えと感情を抱きましたか？

1. _____

2. _____

3. _____

D. クラッターがない今のこの部屋で何ができるかをイメージします。あなたがしたいようにこの部屋を整理したときに，この部屋でどんなにここちよく感じるかをイメージします。あなたの考えと感情を記入してください。

1. _____

2. _____

3. _____

E. このように部屋をイメージしている間に，どのくらい不快に感じましたか？
　以下のあてはまる数字に○をつけてください：

0	1	2	3	4	5	6	7	8	9	10
不快さはない										非常に不快

　場合によっては，動機を高めてあなたが最高の状態で取り組み続けるために，慎重に計画したスケジュールが必要になることがあります。第9章で，日替わりと週替わりのスケジュールを書き込んだカレンダーを作成しました。そのカレンダーを異なる視点でみてみましょう。仕分けと整理セッションを行うのにいい時間はいつでしょうか？　気持ちを緩めずに課題に取り組め，その時間に他にやるべきことが少ない時間をみつけてください。クラッターへ対応するために30分早く起きなければならないとしても，しばらくするとその価値がわかるでしょう。

　ためこみ状態を克服することが，あなたの生活の優先度と大切なことのどこに入るか考えることも大切です。あなたの生活で優先順位の高いことを以下のリストに挙げてください。ためこみを克服することも含め，思いつく限り多くのことを書きだし，読み上げてください。

わたしの優先順位の高いこと

1. _____
2. _____
3. _____
4. _____
5. _____
6. _____

　ためこみ状態の克服はあなたのリストのどこに入りましたか？　リストの高いところにあれば，「わたしは，ためこみの克服に対し邪魔になるような優先度の低いことをしてい

ないだろうか？」と自問自答してみてください。その一方で，もしためこみの克服が低い位置にあれば，「他のことは，ほんとうにわたしにとって大切だろうか？」や「わたしのこころを占めているので，そのように思うだけだろうか？」と問いかけてください。熟慮の後に，ためこみ状態の克服があなたの優先順位のリストのなかで高くないと判断したら，休憩をして，今は取り組まない方がいいでしょう。もしためこみの克服があなたにとってほんとうに大切なことであれば，これに取り組もうという思いと決意を新たにして，課題を行っていく必要があるでしょう。

ここでの実行筋の鍛え方

　人は目標に到達することができないとき，諦めてしまい，目標そのものが達成不可能なものであったと結論づけます。これがあなたにあてはまるようであれば，目標に到達していない理由をじっくり考えてください。ためこみ状態に対して毎日 30 分から 60 分間の時間を充てていないのであれば，目標達成は容易ではないでしょう。しかし，幸運なことに，あなたはこの状態を変えることができます。第 5 章に戻って善玉 ＃ 6（59 ページ）を読み直しましょう。実行筋の調子を整えることから，もう一度始めます。1 日に 30 分間取り組むことができるようになれば，進展が実感できるはずです。

■悪玉 #2：【回避と言い訳をします】

　あなたがためこみをしている多くの人たちのようであれば，仕分けや処分の特定の部分を避けているか，自分自身や他の人に弁解をしていることに既に気づいているでしょう。以下の発言は，聞き慣れたことではないでしょうか？

- 「今すぐするには，疲れ過ぎています」
- 「わたしは，取り組むための充分なエネルギーがないだけです」
- 「とても忙しいので，仕分けるための時間を作れません」
- 「ためこみを減らすには，ストレスがたまり過ぎています」
- 「不快さを感じたら，それに耐えられません」
- 「わたしがほんとうに必要なのは，もっと広い家です」

　これらの言い訳は，避け続けることを強め，問題をコントロールする能力を過小評価させます。これらを認めることから始めましょう。このように考えるのは，もちろんあなただけではありませんが，もしためこみの問題を克服したいのであれば，これらの言い訳に徹底的に取り組み，難しいことに立ち向かわなければならないでしょう。

　これらの発言のいくつかは“疲労感／エネルギーの低下／ストレス”などに分類できます。最初にこれらに取り組みましょう。

ここでの実行筋の鍛え方

　モノを仕分けて捨てるための実行筋を鍛えれば，時間を延長して取り組めるスタミナがつき，あなたの能力が発揮しやすくなるでしょう。休んでいれば，スタミナはつかないことを忘れないでください。本プログラムのエクササイズをしていくように，スタミナと体力は徐々に負荷を強めていくことで高まります。最初は軽いエクササイズから始めて，徐々に負荷をかけていきます。取り組むときはいつも，前回疲れを感じた状態よりも，少しだけ挑戦してください。疲労感や不安を抱いたり落ち込んだり，時には体調が悪くなることもあるでしょうが，ためこみ状態に取り組み続けます。毎日，少しずつエクササイズに取り組む時間を延ばしていきます。最終的には，へとへとに疲れきってしまうまで時間が長くなるでしょう。そして，毎回少しずつためこみ状態に取り組み続けることで，改善が実感できるほど十分な時間を費やせるまでに徐々に体力がついてきます。

　さあ，今のあなたの実行筋の状態はどうでしょう？　30分以下であれば，第5章で概説した方法を使って，ゆっくり始めてみましょう。

あなたの実行筋の強さ

0	5	10	15	20	25	30	35	40	45	50	55	60
分／日												分／日

徹底的に考えましょう

　人は動揺したり，精神的に不安定なときには，自分の能力を過小評価します。「どうしたらやれるか考えます」よりも「わたしにはできません」と言う方が簡単です。ここで，あなた自身の体験を思いだしてみてください。疲れを感じたりストレスで疲れ切っていても，骨の折れることをしたことがありませんか？　あなたはしたことがあるはずです。人は堅く決意して動機づけられていれば，驚くほどかなりのことを達成することができます。

　別の言い訳に“感情的な過度の負担”や“対処できないと思うこと”に分類されるものがあります。恐怖感や悲痛な思い，苦悩，悲しみなどを抱いていて，これらの感情に対処できないという信念にいきつきます。この状態には，最悪のことが起きて耐えられないという“破局視”と呼ばれる状態が影響しています。ここで，検討してみましょう。これまでに不快に感じたことがありますか？　間違いなく，あなたはあるはずです。しかし，不快であっても完全に押しつぶされることなく，毎日の生活を送り続けていたのではないでしょうか？　たぶん，そうでしょう。この状況はあなたの体験に似通っていませんか？　もしそうであれば，あなたは感じることに対処する力をおそらくもっていて，感情に対応していくことで，あなたはより強くなります。

　他のよくみられる思考の誤りに，“ポジティブなことを過小評価する”ことがあります。ポジティブなことを認めず，状況のネガティブな部分にだけに焦点を向けます。たとえば，

あなたがためこみ状態に取り組み進展したことを認めず，仕分けと整理の課題が不快でしょうがないと言い続けたり，ミスを犯したのではないかと心配したり，処分をして失ったモノに対し嘆き続ける状態です。少し時間をとって，あなた自身を褒めてあげてください。ためこみの問題に取り組むことには不快な部分はありますが，あなたは前に進んでいます。少しずつ状況は改善し，不快な感情の強さも抱く頻度も減っていくでしょう。

下向き矢印法を使います

　不快な感情を抱いたときに起こりうる最悪のことを考えてください。以下の用紙が役立つでしょう。

対象とするアイテム：＿＿＿＿＿＿＿＿＿＿＿＿＿＿＿＿＿＿＿＿＿＿＿＿＿＿＿＿＿＿＿＿

仕分けと整理，そして処分することを考えたとき，どのような不快な感情を抱くと思いますか？

＿＿

＿＿

もしそのように感じた場合，起こるかもしれない最悪のことは何でしょうか？

＿＿

＿＿

もしそれが起きた場合は，それの何がそんなに悪いのですか？

＿＿

＿＿

そのことから回復するのにどのくらいかかると思いますか？＿＿＿＿＿＿＿＿＿＿＿＿＿＿＿＿

＿＿

検証してみましょう

　ここで，あなたが不快な感情を抱いた場合に起こりうる最悪なことを明らかにするために——たとえば，怒りで暴れまくったり，叫んだり，髪を振り乱すような精神的に完全にまいってしまった状態——これらに伴う結果を鮮明にイメージしてみます。0—10ポイント・スケールでは，抱いたイメージはどのくらい鮮明で怖いですか？　そして，これに

ついてもう少し詳細に考えてみてください。中断しないで，10分間，これがほんとうに起きているようにそのイメージを抱き続けてください。同じ 0 ― 10 ポイント・スケールを使うと，そのイメージは，今どのくらい強烈で怖いですか？ ほとんどの場合，最悪なことをイメージして，それをしばらく続けていると，現実味が薄れ，ばかげているという思いさえします。

■悪玉 #3：【短期的報酬（目先の褒美）を求めます】

　人は，もっとも楽な道に飛びつきたくもなります。誰もが，自分にとって望ましいとわかっていることの代わりに，この瞬間にもっともここちよく感じることを行う生来の傾向をもっています。保存や保管する必要がないとわかっているモノを処分することに対して，不快さを抱いたり動揺するようであれば，とっておくことで気持ちが楽になります。"宝物"やかなりの掘り出し物を見ると，われわれはそれを手に入れるぞくぞくと興奮するイメージを抱かずにはいられません。これらは，少しの間はいい気持ちを味あわせてくれる目先の褒美です。しかし，残念なことに，長期的にはさらなるクラッターと苛立ちをもたらします。この傾向を克服することは，変化を持続させるために重要な役割を果たします。

徹底的に考えましょう

　われわれは，感情に添って物事を判断するという "感情的理由づけ" をすることがあります。感情的理由づけには，以下のいくつかの例が含まれます：

> 「これを見えないところに置くと不快に感じるので，ここに置いておきます」
> 「これを買わずにここを離れるとイラつくので，それが必要であるに違いありません」
> 「これを捨てることに不快感を抱くということは，これを保管すべきであることを意味します」
> 「この紙面には，何か重要なことがあるに違いないように思えるので，これは保管しなければなりません」

　感情的理由づけに対するあなたの最強の武器は，立ち止まり，思考の誤りの内容を明らかにして，検証してみることです。あなたの直観はどのくらい確かですか？ これらの感情はいつも的確ですか？ 今までに特定のことやモノに対する感情が，後で別の感情に変わったことはありませんか？

あなたの視点を褒美に向け続けましょう

　短期的な褒美に誘惑されそうになったら，ただ木々を見るのではなく森を見るように，一歩下がってあなたが何を達成しようとしているのかを思いだしてください。第 7 章で，

あなたはためこみを克服するためのいくつかの重要な理由を明らかにしました。あなたが手にしているモノや店内の陳列棚の商品以上に重要なことは実にたくさんあります。それにあなたは改善もしていますから，あなた自身を褒めることを忘れないでください。第8章で，ためこみへの取り組みに必要な時間を費やしたら，好きな活動をするといった自分で自分を褒めるというシステムを作りました。この計画をやり通していますか？ もしそうでない場合は，これを実践するときです！ 一定の時間をためこみ状態に取り組んだときは，毎回小さな褒美をあなた自身に必ずあげてください。ただし，あなたが取り組んだときだけです。

ここでの実行筋の鍛え方

　実行筋を鍛えれば鍛えるほど，短期的な報酬に魅かれることは減っていきます。実行筋が30分以上耐えられるようになれば，目標を念頭に置き続けることがより容易になり，この変化に驚くことでしょう。

第12章

悪玉がやってきました
part 2. 悪玉への対抗

■悪玉 #4：【モノに対する役に立たない信念が邪魔をします】

　動機が十分高まりこころからためこみ状態に取り組もうと思っていたとしても，モノに対する考え方に足元をすくわれることがあります。不合理であったり，誇張されていたり，的外れに思うような感情的反応がみられ始めたら，それが兆候です。これが過ぎたときは，立ち止まり，「今，こころのなかで何が起きているのか？」と考えてください。そんなもっともみられやすい信念の "罠" のいくつかと，どのようにこれらに対抗するのかを以下に示します。

有用性に関する信念

　ビルは，仕分けと整理を始めたとき，ほとんどすべてのモノを "保管" の山積みに置いていました。このやり方では，ほとんど改善がみられないでしょう！ われわれは，ビルに1つのアイテムを手にとってもらい，考えていることを訊きました。彼は古い時計付ラジオを手にして，「たぶん修理すれば使えるだろう。これを無駄にするのはもったいないことだ」と言いました。

徹底的に考えましょう

　第10章でアイテムに関し考え抜いているときに，自分に投げかけた問いに戻りましょう。そうすることで，このアイテムと状況に合ういくつかの効果的な質問がひらめくでしょう。ここでは，あなたに役立つ問いかけを思いつくために，いくつかの質問を紹介しておきます：

- これと同じようなモノを既に持っていないだろうか？
- 実際にこれを使ったり，見直したり，読むための十分な時間があるだろうか？
- 昨年1年間でこれを使ったことがあるだろうか？
- 今後のスケジュールのなかで，これを使う計画を無理なく立てられるだろうか？
- これはわたしが大切にしていることと必要なことに合致しているだろうか？
- わたしが非常に大切にしているモノとこれを比べてどうだろうか？
- 今，これを見ているという理由だけで，これが重要に思ってはいないだろうか？

- それは時代にそぐわないのではないか？
- それは，良質かつ本物，そして／または信頼がおけるだろうか？
- それはわかりやすいだろうか？
- それを失ったとしたら，もう1度それを購入するだろうか？
- それがほんとうに必要だろうか？
- それがほんとうに必要であるのがわかったら，もう1度手に入れようとするだろうか？
- それを置くための十分なスペースがあるだろうか？
- それをもたないことは，わたしのためこみの問題を解決するのに役立つだろうか？

利点と損失を考えてみましょう

1つのアイテムに関し，とっておく利点と損失を考えるように，それを手放すことの利点と損失を考えてください。以下は，あなたが考えたことをすべてリストアップするためのワークシートです。用紙に利点と損失を書き込み，手放すのを支持する根拠として役立つかどうかを判断してください。

利点と損失のワークシート

対応を考えているアイテムを特定してください：

_____

_____

保存／入手することに伴う利点（メリット）　　　保存／入手することに伴う損失（デメリット）

_____　　　_____

_____　　　_____

_____　　　_____

_____　　　_____

_____　　　_____

もう1つ，選んだアイテムがほんとうに**必要か**，あるいは**欲しい**だけであるのかを考えてください。何かが"必要"とは，絶対にそれを所有していなければならず，それなしに生活するのは非常に難しいことを意味します。一方，何かが"欲しい"とは，とっておきたいと思い，手放さないことでここちよく感じるでしょうが，なくても問題ないことを意味します。以下のスケールで，あなたが選んだアイテムの必要度と願望度の程度を測定してください。

考えているアイテム：＿＿＿＿＿＿＿＿＿＿＿＿＿＿＿＿＿
以下のスケールで，対象としているアイテムの必要度を評価してください：

必要度スケール

0	1	2	3	4	5	6	7	8	9	10
不要									生きるために不可欠	

以下のスケールで，対象としているアイテムがどのくらい欲しいかあるいは望むかを評価してください：

願望スケール

0	1	2	3	4	5	6	7	8	9	10
いらない									とても欲しい	

ここで，さらに注意深く，対象となるアイテムの価値を考えてみましょう。

あなたにとって対象となるアイテムに対する実際の必要度を評価するために，生きるため，安全面，健康面，仕事面，経済面，あるいは娯楽目的で必要であるかどうかを，以下の質問を使って熟考してください：

- それなしでは，あなたは死んでしまいますか？
- それなしでは，あなたの安全性は損なわれますか？
- それなしでは，あなたの健康は危険にさらされますか？
- これはあなたの仕事になくてはならないですか？
- 保険や税金など，あなたの経済面で必要な書類ですか？（たとえば，税金関連の書類や保険証書）

対象となるアイテムの必要度を，再評価してください：

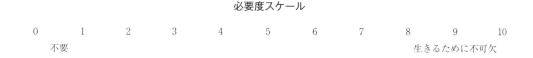

しばらく時間をとって，今，対象となるアイテムについてどのように感じるかを考えてください。あなたはこれを手放す準備が整っていますか？ もしそうであれば，おめでとうございます！ あなたの思考パターンは変化しており，これからは考えにコントロールされることはありません。アイテムを指定する場所に置いて手放しましょう（たとえば，ゴミ箱，リサイクル用の箱，寄付や売却のための箱）。

検証してみましょう

もしまだ対象とするアイテムを手放すことが難しい場合は，あなたの脳が「これは必要だ」と言っているように，ほんとうにこれが必要かどうかを判断するための仮説検証エクササイズをしてみましょう。

あなたが選んだアイテムは何ですか？＿＿＿＿＿＿＿＿＿＿＿＿＿＿＿＿＿＿＿＿＿

これを手放したら，どのようなよくない結果が起きるでしょうか？＿＿＿＿＿＿＿

＿＿＿＿＿＿＿＿＿＿＿＿＿＿＿＿＿＿＿＿＿＿＿＿＿＿＿＿＿＿＿＿＿＿＿＿＿＿

もしそのよくないことが起きた場合，それから回復するのはどのくらい難しいでしょうか？＿＿＿＿＿＿（0—10）

ここで，別のことをやってみましょう。対象とするアイテムなしに生活する"実験"をしてみてください。心配しないでください。誰もあなたにそれを捨てるように強要しません。さしあたって，あなたの予測が事実かどうかをあなたに確かめて欲しいだけです。選んだアイテムを手にして，あなたの手の届かないどこかに置いてください。車のトランクのなかに入れたり，しばらく友人や家族に預かってもらうこともできます。あたかもあなたがそれを所有していないようにすることが目的です。その状態で1週間過ごし，本セ

クションに戻ってください。あなたが予測したよくない結果が実際起きましたか？　十中八九，悪いことは何も起きておらず，しばらくすると対象となったアイテムを求めることもなかったのではないでしょうか。これは，選んだアイテムなしでも生活が送れるという重要な手がかりです。仮にそれなしで過ごすことでよくない結果になったとしても，あなたが予測したように回復はやはり難しいでしょうか？

完璧主義とミスを犯すことへの恐怖感

選んだアイテムをどうしようか考えだすと，あなたはおそらくミスを犯すことや間違った決断をすることを心配し始めるでしょう。ヘレンは仕分けている間，恐怖感によって身動きがとれなくなり立往生して，「もし偶然何か大切なモノを捨ててしまったらどうしよう？　台無しにしたらどうしよう？　悲惨な結果になる」と，こころのなかで言っていました。

あなた自身がミスをすることを許してあげましょう

しかし，あなたはこのプログラムで完璧でなくても，多少は進歩していることに気づいているでしょう。それを，"失敗"と決めつけ，自分を責めて落ち込むのは簡単なことですが，そうすることで逆に，無力感が生じ，途中で挫折してしまう危険性が高まります。

徹底的に考えましょう

多くの場合，完璧主義はよくある思考の誤りから生じます。これらの１つは"全か無かの考え方"と呼ばれるもので，グレー［中庸］やあいまいさのない黒か白かの視点で考えることを意味しています。以下は，全か無かの考え方のいくつかの例です。

「これを置く完璧な場所を見つけられなければ，ここに置いておくしかない」
「この新聞に書かれているすべてを読んで憶えておくまで処分できない」
「（処分したら）もう，これについて知っていることすべてを忘れてしまうだろう」
「毎日，目に見えるはっきりした改善がなければ，それは失敗だ」

あなた自身の考えが全か無かであるのに気づいたときは，立ち止まって，あなた自身に問いかけてください。「それはほんとうに事実だろうか？」「わたしはこれを完璧な場所に正しく置かなければならないだろうか？」「これについてほんとうにすべてを憶えておかなければならないだろうか？」「わたしはまったく何一つ上手くできていないだろうか？」「この発言を裏づけること［エビデンス］は何だろう？」

別のよくみられる思考の誤りに，"破局的思考"，あるいはおおげさに言うこと［針小棒大］があります。われわれは，ミスをした結果をこころのなかで，いかにひどかったり，すさま

じかったり，怖ろしいかなど，破局的に表現します。以下に，破局的考え方の例を挙げました。

「わたしがこれを片づけて，もしどこに置いたかを思いだせないと，ひどくイヤです」
「必要なときにこの情報を持ち合わせていなければ，夫を助けることができなかったと後悔するでしょう」
「これを所有していなければ，わたしはメチャクチャになってしまうでしょう」
「もしこれを捨てたら，そのことを考え続けて変になるでしょう」
「自分を絶対に許せないでしょう」

　もう1度言いますが，もしあなたがこのように考えていることに気づいたら，現実を確認するときです。ほんとうにひどいことでしょうか？　ミスをしたら，それから回復することは絶対に無理でしょうか？　世の中の終わりでしょうか？

　"いくつかの卵を割らずにオムレツは作れません＝良薬は口に苦し"と，古くから言われています。ミスは起きるものです。あなたが1つひとつ確認する必要のある大量のクラッターを所有する場合は，ある時点で潜在的価値のあるモノを捨てたり，間違った場所に置いたり，不適切に保管したり，他の方法で台無しにすることなどは避けられません。あなた自身にミスすることを許してあげてください。そして，ためこみに打ち勝ち，自宅のクラッターを減らすことがあなたの最優先事項であることを忘れないでください。もしそうでなければ，p. 39-42, 153-155 の悪玉 #1 に戻ってください。あなたが進んでいくなかでいくつかのミスをしたとしても，この世の終わりではありません。

下向き矢印法を使いましょう

　下向き矢印法は，あなたの考えを明らかにして悪玉に対抗するのを助けるすぐれた方法です。以下に，あなたに役立つワークシートがあります。空欄にあなたの答えを書き込んでください。

下向き矢印法用紙

対象とするアイテム：＿＿＿＿＿＿＿＿＿＿＿＿＿＿＿＿＿＿＿＿＿＿＿＿＿

このアイテムを手放すこと（捨てる，リサイクル，売却，あげる）を考えると，あなたはどのようなミスを犯すことを心配しますか？

＿＿＿＿＿＿＿＿＿＿＿＿＿＿＿＿＿＿＿＿＿＿＿＿＿＿＿＿＿＿＿＿＿＿＿＿＿

＿＿＿＿＿＿＿＿＿＿＿＿＿＿＿＿＿＿＿＿＿＿＿＿＿＿＿＿＿＿＿＿＿＿＿＿＿

第12章　悪玉がやってきました　169

もしあなたがミスをした場合，どうしてそんなに動揺するのでしょうか？（あなたにとってどのような意味をもつのでしょうか？　どうしてそんなによくないのでしょうか？）

もしそれが間違いなければ，それの何がそんなによくないのでしょうか？

それの最悪なことは何ですか？

そのことは，あなたにとってどのような意味をもちますか？

検証してみましょう

　ここで，仮説検証エクササイズでもあえて「ミスをする」という通常は行わないことをやってみましょう。あなたに**意図的に**小さなミスをしてもらいます。そうです。実際，あなたが少し混乱することを試みてもらいます。たとえば，クレジット・カードの明細のような通常であればあなたがとっておきたいモノ（で，かつ捨てたとしても，あなたにとって実際には悲惨でないモノ）を捨ててみます。どのようなミスをするかを考えることから始めて，以下に具体的な予測を書いてください：

　　どのようなミスを意図的に犯してみますか？＿＿＿＿＿＿＿＿＿＿＿＿＿＿＿＿
　　このミスをしたら，どのような怖ろしいことが起こるでしょうか？＿＿＿＿＿＿＿＿

　　もしよくないことが起きた場合，あなたが回復するのはどのくらい難しいでしょうか？　＿＿＿＿＿＿＿＿＿(0−10)

　ここで，思いきって，**そのミスをしてください**。何が起きるかを確認してみましょう。

悪い結果が実際起きましたか？　あなたが考えたように回復は大変でしたか？

責任感に関する信念

　モノを処分しようとしたり，入手しないでおこうとしたときに，あなたはまるで無責任であったり浪費しているようで，罪悪感を抱きますか？　ビルは，修理をするあるいは修理できる可能性がゼロであっても，修理できるかもしれないモノを処分しようとすると，罪悪感を抱きました。何かを捨てることをイメージしただけでも，浪費をしている悪人のように感じました。何とか手放そうと思ったモノであっても考えただけで，その行き先が"幸せな家"であることを確実にしなければなりませんでした。同じように，ヘレンは，他の人が好きだったり欲しいかもしれないモノを，その人たちのために集めていました。このようなモノを目にして購入しないと，罪悪感を抱きました。しかし，ヘレンが集めた多くのモノは，友人たちは欲しがらないので，自宅でほこりをかぶっていました。ここで，完璧主義への対応と同じように，下向き矢印法と仮説検証エクササイズで"責任"に関する信念に取り組みましょう。

下向き矢印法を使いましょう
責任に関するあなたの考えを以下に記入してください。

下向き矢印法用紙

対象とするアイテム：＿＿＿＿＿＿＿＿＿＿＿＿＿＿＿＿＿＿＿＿＿＿
このアイテムを手放すこと（捨てる，リサイクル，売却，あげる）を考えると，あなたはどのようなミスを犯すことを心配しますか？

＿＿

＿＿

＿＿

もしあなたがミスをした場合，どうしてそんなに動揺するのでしょうか？　（あなたにとってどのような意味をもつのでしょうか？　どうしてそんなによくないのでしょうか？）

＿＿

＿＿

もしそれが間違いなければ，それの何がそんなによくないのでしょうか？

＿＿

それの最悪なことは何ですか？

_____

そのことは，あなたにとってどのような意味をもちますか？

_____

検証してみましょう

　ここで，無責任な行動をとることに関する仮説検証エクササイズをやってみましょう。あなたに少しだけ**意図的に**無責任な行動をしてもらいます。たとえば,何か修理可能であったり，まだ使えるモノを捨てたり，あるいは再利用可能であってもリサイクル用の箱からゴミ箱に移すことを試みるなどが含まれます。目的は，責任感に関するあなたの仮説に挑むことです。われわれは，浪費を推奨するわけではありませんが，あなたの生活を妨げない程度に責任をもって生活できるよう，"責任感"に関するあなたの信念を充分にコントロールできるようになって欲しいのです。そのために，実験として少し無責任な行動をしてみましょう。どのように無責任な行動をとるかを決めることから始めて，具体的な予測を以下に書いてください：

　　どのような無責任な行動を意図的にやってみますか？_____

　　この無責任な行動をしたら，どんな怖ろしいことが起こると思いますか？_____

_____

　　もしよくないことが起きた場合，あなたが回復するのはどのくらい難しいですか？
　　_____(0－10)

　さあ，思い切って実際にこれをしてみてください。何が起こりますか？　悪い結果が実際起きますか？　あなたが考えたように回復は大変でしたか？

所有物に対する愛着に関する信念

　時々，人はモノに対し感傷的な愛着を感じ，それを後生大事にします。対象となるアイテムの実用性がほとんどなくても，愛着は，それを大切にする強力な動機になります。ためこみ状態の多くの人たちは，1つか2つのアイテムに愛着を感じるのではなく，自宅のクラッターを減らすことができないくらい数多くのモノに愛着を感じていることが問題です。

徹底的に考えましょう

　対象とするアイテムに対し，どのように愛着を感じるかを明らかにすることから始めましょう。まず，あなたの愛着レベルを，以下のスケールで評価してください。

愛着スケール

0	1	2	3	4	5	6	7	8	9	10

まったくない　　　　　　　　　　　　　　　　　　　　　　　　　非常に深い愛着

　あなたのスコアは高かったですか？　そうであれば，いくつかの難しい質問をあなた自身に問いかけましょう。以下は，われわれが用いているいくつかの質問ですか，おそらくあなたはあなたにふさわしい，より効果的な質問を思いつくでしょうから，最後に空欄を設けています。

- 対象となるモノを実際どのくらい眺めたり，楽しんでいますか？
- 感傷的な理由からこれを保存していますか？　もし，そうであれば，それを所有していることがあなたをほんとうに幸せにしてくれますか？
- それを保存することは，楽しい時間や特定の人を憶えている手段ですか？　もしそうであれば，保存しておくことが憶えているための最善の方法ですか？　もしその人があなたの自宅を見たら，あなたに何をしたらいいと言うでしょうか？
- 精神的なここちよさを得たり傷つきにくくなるために，これを保存していますか？　もしそうであれば，これは実際にあなたを守ってくれますか？
- 対象となるモノは，真の友人や仲間ですか？　それは考えと感情をもっていますか，あるいはただのモノですか？

- _____

- _____

　ここで，あなた自身にいくつかの難しい質問を問いかけたので，上のスケールを使ってあなたの愛着レベルをもう1度評価してください。今それを手放すことを試みる準備が整

う段階にあなたの愛着レベルは低下しましたか？　もし，そうでなければ，以下の行動実験を試みるときでしょう。

愛着スケール

0	1	2	3	4	5	6	7	8	9	10

まったくない　　　　　　　　　　　　　　　　　　　　　　　　非常に深い愛着

検証してみましょう

　あなたの所有物に対する愛着を弱められるかどうかを判断するために，課題を1つやってみましょう。これまでと同じように，対象となるアイテムを車のトランクに入れたり，友人や家族の家に置いてもらい，あなたと距離をとることを試みてください。以下に具体的な予測を書くことから始めましょう。

　　　対象とするアイテムをどこに置きますか？_____

　　　対象としたアイテムから距離をとったら，どのように感じると思いますか？_____

　　　_____

　　　その感情はどのくらい強いと思いますか？_____（0－10）

　　　そのように感じたとき，あなたが回復するのはどのくらい大変でしょうか？

　　　_____（0－10）

　選んだアイテムを決めた場所に1週間置いて，見ないでおきます。1週間後にこのセクションに戻り，これ以降の問いに答えてください。

　　　あなたが予測したようになりましたか？_____

　　　対象としたアイテムと距離をとったら，実際はどのように感じましたか？_____

　　　その感情はどのくらい強かったですか？_____（0－10）

　　　不快な感情から回復するのは，どのくらい大変でしたか？_____（0－10）

モノがアイデンティティの源であるという信念

　ビルが彼の所有物から強いアイデンティティの感覚を得ていたことを思いだしてください。ビルは，自宅内を見廻すと「修理できる」「売れる」など，数えきれない好機が目に入ってきました。所有物から得られる喜びの多くが，彼が彼自身であるという感覚をもたらし，なりたい人物像を描くアイディアの源になっていました。しかし，彼の家を訪れた

家族の見方は，かなり異なるものでした。ビルにとっては，企業家で便利屋になるための多様な好機と可能性でしたが，家族にはがらくたの山でした。ビルは所有物を手放さずにいましたが，家族は，ビルが実際修理をしたり売ることが1度もないことはわかっていました。ある意味では，ビルはアイデンティティ関連の信念の"罠"にはまっていました。

徹底的に考えましょう

モノに対する考えがアイデンティティに関連する信念に基づいていると気づいたら，いくつかの簡単な質問をあなた自身に問いかけることを試みてください："所有物から，あなたはどのようなアイデンティティを得ていますか？"

- **所有物は，わたしを職人や芸術家のように感じさせてくれます**：多くの人は，さまざまなモノをアートやクラフトに使えると考えるのでとっておきます。昨年1年間でどのくらいアートやクラフトを制作したかを思い返してみてください——制作するための計画やあなたが描くアイディアではなく，あなたが実際に制作したものです。あなたが保存している材料は，実際に制作する量に釣り合っていますか？

- **所有物は，わたしを器用な人のように感じさせてくれます**：人によっては，後で修繕することを考え，着古しや使い古したモノ，壊れたモノを保存します。あなたの自宅に現在これらのモノがいくつくらいありますか？ 昨年1年間で，実際いくつ修理や修繕をしましたか？ 現実的に，今年1年間でいくつ修理や修繕ができると予測しますか？

- **所有物は，わたしを実業家や企業家のように感じさせてくれます**：モノを売ったり，それで商売が始められることを願い，捨てないでいる人たちもいます。このような理由であなたがモノを保存しているのであれば，実際にそれを売ったり商売を始めるためにどのような手順を踏んできましたか？ 近い将来それをすることができると結論づけるのには無理がないですか？

- **所有物は，わたしを思いやりのある家族や友人のように感じさせてくれます**：愛する人たちにプレゼントすることを計画してモノを保存する人もいます。あなたの自宅内に，寄贈品になる可能性のあるモノはいくつありますか？ それらはどのくらいそこにありますか？昨年1年間で実際いくつの寄贈品をプレゼントしましたか？

あなたはこれらの質問に共通するテーマに気づくかもしれません：
【あなたが**行う**量に見合った量をあなたは**所有**していますか？】。

ここでわれわれが指摘したいことは，ほとんどの人にとって，何を所有しているかではなく何を行うかによって，その人がその人自身であることが決まるということです。工芸家は，クラフトを制作する人です。器用な人とは，モノを修理する人です。実業家とは，ビジネスを始めて収入を得る人です。思いやりのある家族や友人とは，他の人たちのために好いことをする人です。しかし，ためこみ症をもつ多くの人たちにとって，所有物は偽りのアイデンティティ感覚をもたらします。モノを収集し手元に置いておくと，実際はそうではないにもかかわらず，**あたかも**それに関連するアイデンティティが得られたように感じます。アートの材料の量があなたをアーティストにするわけではありません。贈っていない贈り物の数も，あなたを親切な人にするわけではありません。確かに，いくつかの所有物はあなたのアイデンティティを形成する上で必要です。一方，ためこみ症の多くの人たちは，最初のステップである，モノを手に入れることにとらわれ，もっと重要な段階である実際に行動に移すというステップに進んでいきません。

このように所有物であなたがあなたであることを決めることはできませんから，**クラッターなしであなたのアイデンティティを再定義すること**が必要となります。あなたがほんとうに大切にしたいアイデンティティは何ですか？ どのような人になりたいですか？ あなたはどんな生活を送りたいですか？ これらは，どれも簡単には答えられない大きな質問ですが，そうであっても，これらについて考えることが重要であると，われわれは考えています。なぜなら，これらの問いへの答えがあなたが人生で大切にしていることにつながるからです。もしあなたが，工芸家や企業家，思いやりのある家族などになりたいと決めた場合，自宅内の大量のクラッターをそのままにしておかず，これらのアイデンティティを手にする方法がありますか？ 芸術家になりたい場合は，クラッターなしでどのようになれますか？ できれば，あなたが制作したい作品に必要不可欠な材料だけを残し，多くのアート素材を手放してください。その上で，実際に制作するために時間を使います。親切な人でありたいならば，たぶんあなたの所有物の多くをチャリティー団体に寄付したり，友人や家族にプレゼントするいい機会でしょう。

記憶に対する過小評価

ヘレンの問題の1つは，彼女の記憶力を一貫して過小評価していることでした。ヘレンは何か大切なことを忘れてしまうのではないかとひどく心配していたので，憶えておくための対応策として，モノを見えるところに置いていました。そして，この対応策の問題は，結果的に必要なモノを見つけることができない状態にまで，クラッターが積み上げられてしまうことでした。そのため，彼女の"記憶を高める"方法は，実際には記憶を**損なって**いました。

検証してみましょう

モノを視野の外に置いたとしても，必要なモノを見つけることができる十分な記憶力を

もっているかを検証する実験をやってみましょう。忘れてしまうかもしれない５つのアイテムを選び，忘れてしまうかどうかを見極めるために，どこか見えないところに置いてください。動かしやすいように，比較的小さいアイテムを選んでください。一旦対象とするアイテムを選んだら，それを妥当な場所に置いてください。別の言い方をすれば，手紙をとっておくのであれば，浴室や書庫に保管するのはあまり理屈に合っていません。机の引き出しも，移動先の１つですがもっと望ましい保管場所にあなたが作った関連文書用ファイルに保管します。万が一忘れたときのために，５つのアイテムとそれらをどこに置くかを書いておいてください。

	アイテム	置く場所
1.	_____	_____
2.	_____	_____
3.	_____	_____
4.	_____	_____
5.	_____	_____

　次に24時間待ってから，対象としたアイテムをみつけられるかどうか確認してください。５つすべてを見つけましたか？　もしそうであれば，あなたは自分の記憶力を過小評価していて，見えるところにモノを保管しておく必要はまったくありません。しかし，もし５つすべてをみつけることができなかったのであれば，実際，記憶に何らかの問題をもち，以下に概説した記憶を助けるいくつかの方法を使う必要があるでしょう。

適切なスキルを身につけましょう

　どこにモノを保管したのかを思いだすのが難しい場合，あなたは自分の記憶力に頼りすぎているのかもしれません。効果的かつ効率よく整理する方法を身につけることで，記憶に頼ることが減り，記憶以外のシステムを使って憶えておけるようになるでしょう。第９章で，あなたは保管したいアイテムのカテゴリーとそれぞれの保管場所をリストアップしました。そのリスト（125〜126ページ）に戻って，仕分けの手引きとして使ってみましょう。人は，特に請求書，小切手，手紙などの紙類に関し，自分の記憶を酷使しています。そのため，第９章で作成した紙類のリストと仕分けの整理法（132〜133ページに追加するリスト）を振り返ることが役立つでしょう。あなたがもし紙類に関するこれらのことを行っていないのであれば，それぞれの紙類の保管のために特定の場所を選ぶことを勧めます。ファイル用のキャビネットは申し分ないですが，キャビネットがなかったり購入でき

ない場合は，大きなプラスチック容器か段ボールの箱で構いません。ただ，紙類を保管するのに適切なサイズの容器を確実に準備してください。ファイルにラベルをつけるためにフォルダーとペンなどの文具が必要です。第9章で説明したようにファイルにラベルをつけ，保管用の容器をあいうえお順に並べます。仕分けをして保管することを決めた紙類は，適切なファイル用フォルダーに入れます。この方法によって，あなたの記憶にそれほど頼らなくてよくなります。加えて，ありとあらゆる小さなモノ（たとえば，切手，クーポン，1人ひとりの医療情報など）の保管場所を憶えておく代わりに，あなたはただ，紙類は保管容器のなかに入っていることを憶えておくだけでよいのです。20から30の異なるモノを憶えておく代わりに，たった1つだけ憶えておくことになります。

コントロールに関する信念

　後で使おうと思っていたり，愛着を抱いているためだけではなく，自分には手放さない権利があると考えてモノを手放さない人に時折出会います。たとえば，ビルは彼の成人した娘さんからクラッターの不満とそれらを処分するように言われれば言われるほど，より手放したくなくなるとわれわれに語りました。「誰もわたしの所有物に関し何をするかを言う権利はない！」と不平を言いました。確かにビルは正しく，ビル自身の所有物については彼が満足するように扱う権利があります。しかし，あなたが推察するように，これにはマイナスの側面があり，頑なになればなるほど，彼は状況をどうすることもできなくなっていきました。

検証してみましょう

　あなたはコントロールに関する信念によって，モノを手放すのが難しくなっていると思いますか？　モノに執着することは，あなたにコントロールの感覚をもたらしますか？　もしそうであれば，あなた自身にいくつかの難しい質問を訊ねることがおそらく役立つでしょう。

- ほんとうにあなたが所有物をコントロールしていますか？　あるいはあなたの所有物があなたをコントロールしていますか？
- 所有物を手放すことは，コントロールを失うことを実際に意味しますか？　その後，何が起きるでしょうか？
- あなたは他の誰かに"負けたくない"からモノをコントロールしたいのですか？　これらのモノに執着することで，ほんとうに"勝ち組"になれますか？

■悪玉 #5：【考え過ぎたり，あなたを混乱させます】

　第4章で概説したように，考え過ぎたりあなた自身を混乱させることは，3つの異なる

形で現れます：過度な創造性や創作力, 処分に関する煩わしいルール, 多すぎるカテゴリー。本セクションでは, これらの状態それぞれに対し, どのように打ち勝つかについて概説します。

　ビルの過度な創造性で, あるモノに対するいくつもの活用法を考える傾向は, 彼を気持ちよくしてくれました。モノを手にすると, その素晴らしいすべての可能性をどうしても考えずにはいられませんでした。彼は創造的な人なので, モノの使い途をいくつもすぐに考えることができました。一片のロープはただの紐ではなく, 彼のこころでは, 洗濯干し用の紐, モノを入手するために外出するときに車のトランクを閉めるために使う紐, 自転車に掛ける防水シートを固定するために使う紐, 火災発生時の緊急用避難ロープとしてなど, 次々にアイディアがでてきました。理論上は, ビルは正しく, ロープはこれらのことすべてに使える可能性があります。しかし, 一歩下がって状況を細かくみてみると, ビルの過度な創造力は, 彼に役立つのではなく, 不利に働いていました。彼はモノに対し数多くの利用法を考えましたが, 活用するために手放すことは1度もありませんでした。これまでみてきたように, 彼が考えた利用法のほとんどは彼のこころのなかにあるだけで, 行動に移されることはなかったのです。紐の使い方について数多くの活用法を考えることができましたが, それらの方法でロープとして実際に使うことはなく, 使用されないままクラッターの山積みの上に置かれ続けていました。

適切なスキルを身につけましょう

　過度な創造性を減らす方法の1つに, 意思決定プロセスを早くすることを習得するという方法があります。アラーム付きのキッチン・タイマーを手に入れてください。モノを保存・保管するのか手放すのかを決めるのに, だいたいどのくらいの時間が必要かを測ることから始めます。時間設定には, 何度かやってみることが必要です。あなたの平均決断時間のおおよその見積もりをします。そして, その時間の約半分にタイマーをセットします。たとえば, 決断に平均10分かかる場合は, タイマーを5分にセットします。アラームが止まるまでに意思決定を終わらせるように試みてください。何度か行う必要があるかもしれませんが, いずれは時間内にほどんどの決断をすることができるでしょう。あなたがこの目標を達成したときは, さらに時間を半分にしてください。たとえば, アラームを5分の代わりに2分30秒にします。この時間内に決断ができるまで練習を続けてください。理想的な目標は, 1つのモノに対し, 1分かそれ以下で決断ができるようになることです。最初は怖いほど早く感じるでしょうが, 練習とともにあなたはできるようになるとわれわれは確信しています。

徹底的に考えましょう

　仕分けと手放すセッション中に, あなたが手にしたモノに対し新しい創造的な使い途を

考えていることに気づいたら，それを止めて，「わたしは，これをこの方法でほんとうに使うだろうか？　あるいはわたしの創造性に言い負かされようとしているだけだろうか？」「これはほんとうに素晴らしい機会をもたらすだろうか？　あるいは，自宅のスペースにクラッターを増やすだけだろうか？」と自分自身に問いかけてください。

　ヘレンの考え過ぎは，モノを手放す際に自分に課した難しすぎるやっかいなルールに表れていました。新聞を仕分け，捨てようとすると，それを正しく行う方法を入念に考えました。道路の脇にいい加減に新聞の束を置いて，リサイクル担当者に彼女のことを悪く思われないようにするために，扱いやすくかつ運搬している間にバラバラにならないように，新聞を束にまとめようとしました。結果的に，新聞の束を特定のサイズにして，しわ1つない状態に伸ばし，光沢のある折り込み広告を抜いて，正しい種類の紐で慎重に結ばなければなりませんでした。問題は，これらの"ルール"が重荷になるほど厳しいことでした。比較的容易でわかりやすい手順ではなく，新聞の仕分けと捨てることは厳しい試練のようになり，結果的にヘレンは諦めてしまいました。

　別のよくある思考の誤りに，あなた自身に"すべき"と言うことがあります。"すべき"表現は，「物事がこう**あるべき**だ」「そう**しなければならない**」「そう**あるはず**である」と自分自身に言うときに起きます。立ち止まって，2つの難しい質問をあなた自身に問いかけてください：

- これは確かなルールだろうか？　このルール通りに行わなければならないと，どこに書かれているだろうか？
- 誰もがこれらの"ルール"に従うだろうか？　従わない場合には，何が起きるだろうか？

下向き矢印法を使いましょう

　処分する"ルール"に対するあなたの考えを，以下に書き込んでください。

下向き矢印法

対象とするアイテム：＿＿＿＿＿＿＿＿＿＿＿＿＿＿＿＿＿＿＿＿＿＿＿＿＿＿＿＿＿
これを手放す（捨てる，リサイクル，売却，あげる）ことを考えたとき，従わなければならないと信じているルールは何ですか？
＿＿＿
そのルールを破ったら，どのような最悪なことが起きるでしょうか？

もしそれが起きたら，それのどのようなところがそんなに悪いですか？

それの最悪なことは何ですか？

そのことは，あなたにとってどのような意味をもちますか？

検証してみましょう

　"すべき"断言に打ち勝つすぐれた方法は，ルールを破る実験をすることです。このために，仕分けと処分することに関しあなたが設定した"ルール"，たとえば，「処分する前に，同僚がこの雑誌を読みたいかどうかを確認すべきだ」を選んでください。次に，ルールを破って何が起きるかを確かめてください。具体的な予測を，以下に書きだすことから始めてください。

　　　どのルールを破りますか？＿＿＿＿＿＿＿＿＿＿＿＿＿＿＿＿＿＿＿＿＿

　　　そのルールを破った結果として，何が起きると思いますか？＿＿＿＿＿＿＿＿

　　　悪い結果が起きた場合，それはどのくらい悪いでしょうか？　　　　　（0－10）

　ここで，ルールを破ってください。たとえば，上記の雑誌に関するルールであれば，同僚に確認しないで，雑誌をゴミ箱に入れてください。

　　　ルールを破ったとき，実際何が起きましたか？

現実に，結果はどのくらいひどいですか？＿＿＿＿＿＿＿＿＿＿＿＿(0－10)

　第6章で，ためこみ状態とそうでない人たちに大量のモノでおおわれたテーブルに座ってもらい，テーブルの上のモノをカテゴリーに仕分けてもらったわれわれの研究を紹介しました。ためこみをする人たちは，ためこみをしない人たち以上に数多くのカテゴリーを作っていました。しかし，これはテーブルの上のモノが自分の所有物である場合にしか起きませんでした。品物がその人の所有物でなければ，ためこみの問題をもつ人たちももたない人たちも，同じ数のカテゴリーを作っていました。ためこみをする人たちはモノを分類することにはまったく問題がありませんが，自分の所有物にだけ問題がみられるのです。現実の生活ではこれは何を意味するのでしょうか？　ヘレンの所有物の仕分けの仕方をみれば，これが明らかになります。

　ヘレンがキッチン・カウンターの上の郵便の山を仕分けようとしたとき，0%金利のクレジット・カード，低金利のクレジット・カード，高金利のクレジット・カード，雑誌の定期購入勧誘，チャリティー募集などいくつもの山を作りました。このような几帳面さは，彼女の完璧主義傾向をいくらか満足させましたが，彼女に大きな2つの問題をもたらしました。1つは，信じられないほど仕分けに時間を要することでした。彼女がカテゴリー数を増やすほど，1つひとつについてより多くのことを考えなければならず，これを止めざるを得ないまで長い時間考え続けました。もう1つは，カテゴリーごとの小さい山を作っても，これらをどうしていいのかわからないことでした。彼女の几帳面で細部にわたった仕分けスタイルは，彼女の時間とエネルギーを浪費することになりました。

適切なスキルを身につけましょう

　仕分けと整理をより効率よくするために，あなたは用いるカテゴリー数を減らすことを学ばなければなりません。第9章で，あなたは所有物のカテゴリー・リストを書きだしました。そのリスト（123ページ）に戻り，リストに忠実に沿って仕分けてください。たとえば，"正装用の靴"と"スニーカー"のカテゴリーを一緒にするように，あなたのカテゴリーのいくつかを1つにまとめられるかどうかを考えてください。ヘレンは考えなければならないことを1つだけ減らすように，靴類をより効率的に仕分けることができるようになりました。

悪玉に対抗しましょう

　ここまでで，どの悪玉があなたのためこみの問題の解決からあなたを遠ざけているのかがかなりわかってきたと思います。誰もが，少なくてもある時点ではいくつかの悪玉のように考えるので，見破るのは容易ではありません。しかし，ためこみの問題をもつあなたは，悪玉のように考えがちですから，モノを保管する健全な理由と役に立たない理由（悪

玉）を明らかにすることは大切です。悪玉がでてきたときはどんなときでも，挑戦してください。少しずつ，今までとは異なる対応のやり方をトレーニングして，ためこみの問題へのコントロールを強めていきましょう。

第13章

達成した状態を維持しましょう

一旦クラッターがなくなったり，ためこみ状態をコントロールすることを達成したら，この状態を維持するという重要な課題に向き合わなければなりません。最初のステップは，あなたの努力でこの問題のコントロールをここまでできるようになったことを，素直に認めることです。

1 写真をチェックしてみましょう

このプログラムを始める段階で，自宅の状態の写真を撮ってくるようにお願いしました。デジタル・データとして管理をしていて，クラッターの上に写真が追加されていないことを信じています。さあ，それらの写真を振り返ってみるときがきました。1枚ずつ，よく眺めて，写真に撮ったのと同じ場所の状態をみてみましょう。誤魔化さずに正直にみてください。何がよくなっていますか？ よくなっていないのは何ですか？ ここではバランスをとることが大事です——最初の頃よりもよくなっている場所があれば，大きな賞賛の言葉をあなた自身にかけて，成功を祝福しましょう！ もし，そうではない場所があったとしても，比較を行うことで，まだやるべきことが残っている場所があることに気づくことができたでしょう。

写真をみた後に，本章の質問用紙に回答してみましょう。なんだか見たことがありますか？ 第3章で記入した質問用紙と同じものです。第3章の結果を見直さないで，今のあなたの状態に基づいて，記入してみましょう。

ためこみ評価尺度

以下のテストを用いて，あなたにためこみの問題があるかどうかチェックしてみましょう。それぞれの質問について，**先週1週間**のあなたの状態にもっとも近い数字を1つ選んで，数字を○で囲んでください。

1. 部屋がモノであふれて乱雑に散らかっていることやモノが多いことが原因で，自宅の部屋を使うことがどの程度困難になっていますか？

0	1	2	3	4	5	6	7	8
まったく困難でない		少し困難		中程度困難		かなり困難		極度に困難

2. 他の人であれば処分するようなありふれたモノを，手放す（リサイクルに出す，売る，人に譲る，寄付する）ことが，どの程度困難になっていますか？

0	1	2	3	4	5	6	7	8
まったく困難でない		少し困難		中程度困難		かなり困難		極度に困難

3. 無料のモノを必要以上に集めてしまう，あるいは必要以上のモノ，また使用できる以上の量や買う余裕のないモノを買ってしまう，という問題が現在どの程度ありますか？

0	1	2	3	4	5	6	7	8
まったくない		少し		中程度		かなり		極度に

4. 部屋がモノであふれて乱雑に散らかっていることやモノを手放すことができないこと，あるいはモノを買ったり手に入れてしまったりするために，どの程度の精神的苦痛を感じていますか？

0	1	2	3	4	5	6	7	8
まったくない		少し		中程度		かなり		極度に

5. 部屋がモノであふれて乱雑に散らかっていることやモノを手放すことができないこと，あるいはモノを買ったり手に入れてしまったりするために，自分の生活（日課，仕事や学校，社会活動，家庭生活，経済面での困難）にどの程度支障がありますか？

0	1	2	3	4	5	6	7	8
まったくない		少し		中程度		かなり		極度に

　一般的に，4（中程度）以上の回答をしていれば，かなりの問題を抱えていると考えられます。項目1（クラッター），項目2（処分の困難さ），項目3（入手）の得点のうちいずれかが4以上の場合は，該当するためこみ症状はかなりの程度であるといえます。

　さらに，項目4（精神的苦痛）もしくは項目5（支障の程度）が4以上の場合，ためこ

第13章　達成した状態を維持しましょう　185

み症状が日常生活の質に，実際に影響をおよぼしていることを意味しています。

わたしの家は安全？

　ためこみが深刻なものである場合，安全の問題が懸念されます。対応する必要がある安全の問題がみられるかどうかを確認するために，以下の質問に答えてください。

	問題のタイプ	1 ない	2 いくらか／少し	3 ある程度	4 かなり	5 とても
1	床，壁，屋根，あるいは自宅の他の箇所に構造上の損傷がありますか？	1	2	3	4	5
2	自宅のなかで，火災を引き起こす危険がある場所はありますか（たとえば：ガスレンジが書類でおおわれている，ストーブの近くに引火性の物質がある，など）？	1	2	3	4	5
3	自宅のなかに，不衛生な場所はありますか（浴室が汚れていたり，異臭がする）？	1	2	3	4	5
4	救急隊員がやってきたときに，家のなかのモノを動かすのが難しい状態ですか？	1	2	3	4	5
5	自宅の出口がどこか1箇所でも塞がれていますか？	1	2	3	4	5
6	階段の昇り降りや廊下を歩くのが危険な状態ですか？	1	2	3	4	5
7	自宅の外（アパートやマンションの場合，ベランダ，裏庭，通路など公共の場所）に大量のモノが散らかっていたり積み上がっていますか？	1	2	3	4	5

　1-7までを合計してください　＿＿＿＿＿＿
　この得点があなたの安全得点です。

　あなたの得点は，以下のように分類できます。
　　7-13　　最小限
　14-20　　軽度
　21-27　　中程度
　28-30　　重度
　31-35　　非常に深刻

21 点（中程度）以上の場合，あなたは安全ではない家で生活をしているかもしれません。どれか 1 つでも 3 点以上の項目があれば，それはすぐにでもとりかかるべき優先項目です。

ためこみ状態に伴い，あなたの日常生活活動に支障が生じていますか？

　自宅のクラッターによって，普段の生活が制限されることがあります。以下のそれぞれの活動について，クラッターやためこみの問題のためにあなたが行うことが難しい程度にもっとも合う数字に○をつけてください。難しさの理由が他にある場合（たとえば：身体的問題で腰を曲げたり，早く動けない）は，この評価に含めないでください。代わりに，ためこみ状態によってどの程度難しいかに基づいて評価をしてください。活動内容があなたの生活に合っていない場合は（たとえば：洗濯機がない），「適応なし」の NA 欄に○をつけてください。

クラッターやためこみの問題に影響を受ける活動	容易に行える	少しの困難を伴うが行える	中程度の困難を伴うが行える	かなりの困難を伴うが行える	できない	N/A
1.　食事の準備をする	1	2	3	4	5	N/A
2.　冷蔵庫の使用する	1	2	3	4	5	N/A
3.　ガスレンジを使用する	1	2	3	4	5	N/A
4.　台所の流し台を使用する	1	2	3	4	5	N/A
5.　食卓で食事をとる	1	2	3	4	5	N/A
6.　自宅のなかをあちこち動き廻る	1	2	3	4	5	N/A
7.　自宅の外に素早く出る	1	2	3	4	5	N/A
8.　トイレを使用する	1	2	3	4	5	N/A
9.　浴室やシャワーを使用する	1	2	3	4	5	N/A
10.　浴槽を使用する	1	2	3	4	5	N/A
11.　ドアのノックに素早く対応する	1	2	3	4	5	N/A
12.　ソファや椅子に座る	1	2	3	4	5	N/A
13.　ベッドで寝る・布団を敷いて寝る	1	2	3	4	5	N/A
14.　洗濯をする	1	2	3	4	5	N/A
15.　重要なモノを見つける〔請求書や税金の用紙など〕	1	2	3	4	5	N/A

以上の質問は，クラッターが自宅の日常生活にどの程度影響をおよぼしているのかを評価するものです。

　　ステップ1：NA（あてはまらない）と答えた項目を除いて，項目1-15の得点を合計します：

　　ステップ2：ステップ2：項目1-15のうち，NA以外の項目の数を数えます：＿＿＿＿＿

　　ステップ3：ステップ1の合計得点を，ステップ2の項目数で割ります：＿＿＿＿＿＿

　たとえば，項目1-15の合計得点が45点で，NA以外の項目数が14（つまり，NAと答えた項目が1つ）だった場合，あなたの得点は，45÷14で3.21となります。これが，あなたの**日常生活活動**得点です。

　あなたの得点は，以下のように分類できます。

　　1.0-1.4　最小限

　　1.5-2.0　軽度

　　2.1-3.0　中程度

　　3.1-4.0　重度

　　4.1-5.0　非常に深刻

　2.1点（中程度）以上である場合は，クラッターのために，あなたの自宅での生活には相当な困難が生じているでしょう。

ためこみは，あなたの自宅の衛生状態に影響をおよぼしていますか？

自宅環境指標

　クラッターとためこみの問題は，衛生上の問題に進展することがあります。現在の自宅の状態にもっともあてはまる数字に〇をつけてください。

自宅はどの程度，以下のような状況になっていますか？

1. 火災の危険性

　　0＝火災の危険性はない

　　1＝火災の危険性が少々ある（たとえば：引火性の物質がたくさんある）

　　2＝火災の危険性は中程度（たとえば：引火性の物質が火元近くにある）

　　3＝火災の危険性が高い（たとえば：引火性の物質が火元近くにある，電気災害の危

険性があるなど）

2. カビの生えた，あるいは腐った食べ物
   0＝ない
   1＝台所にカビの生えた，あるいは腐った食べ物が少しある
   2＝台所のいたるところにカビの生えた，あるいは腐った食べ物がいくらかある
   3＝台所以外の場所にもカビの生えた，あるいは腐った食べ物が大量にある

3. 汚い，あるいは詰まった流し台
   0＝流し台にはモノがなくきれいである
   1＝流し台に汚れた皿が浸けられている
   2＝流し台が水でいっぱいで，おそらく詰まっている
   3＝カウンターにまで水があふれだし，流し台が詰まっているのが明らかである

4. 水がよどんでいる（流し台，洗いおけ，その他の容器，地下室など）
   0＝水はどこにもよどんでいない
   1＝流し台や洗いおけのなかに，いくらか水がよどんでいる
   2＝流し台が特に汚れていて，水がよどんでいる場所がいくらかある
   3＝流し台が特に汚れていて，水がよどんでいる場所がたくさんある

5. 人や動物の排泄物や嘔吐物
   0＝人の排泄物，動物の排泄物，嘔吐物はない
   1＝人か動物の排泄物が少量ある（たとえば：流していないトイレ，浴室）
   2＝1つ以上の部屋で，動物か人の排泄物や嘔吐物がやや目につく
   3＝動物か人の排泄物や嘔吐物が床やその他の部分の表面にある

6. 白カビやカビ
   0＝白カビやカビはない
   1＝限定されかつあってもおかしくない場所に，少量の白カビやカビがある（たとえば：
      シャワーカーテンのすそ，冷蔵庫のパッキン）
   2＝相当目立つ程の白カビやカビがある
   3＝ほとんどの表面で広範囲に白カビやカビが生えている

7. 汚い食料保存容器

　　0 ＝ すべての皿は洗ってしまわれている

　　1 ＝ 洗っていない皿が何枚かある

　　2 ＝ 洗っていない皿がたくさんある

　　3 ＝ ほぼすべての皿が洗われずにある

8. 表面が汚れている（床，壁，家具など）

　　0 ＝ 表面は完全にきれいである

　　1 ＝ 飲食物がこぼれた跡があり，ほこりや垢が少しある

　　2 ＝ 飲食物がこぼれた跡があり，生活空間がほこりや垢でうっすらとおおわれている

　　3 ＝ 表面がきれいでなく，あらゆる場所がほこりや垢でおおわれている

9. ゴミや汚物の堆積（ティッシュペーパー，毛髪，トイレット・ペーパー，生理用品など）

　　0 ＝ 床や表面にゴミや汚物はない

　　1 ＝ ゴミ箱やトイレの周りに，ゴミや汚物がいくらかある

　　2 ＝ 浴室やゴミ箱の周りに，ゴミや汚物がたくさんある

　　3 ＝ ほとんどの部屋で，床や表面がゴミや汚物でおおわれている

10. 虫

　　0 ＝ 虫は見当たらない

　　1 ＝ 数匹の虫やクモ，虫のフンなどがある

　　2 ＝ たくさんの虫とフンがあり，天井や部屋の隅にクモの巣がはっている

　　3 ＝ 虫の群れ，大量のフン，家具に多くのクモの巣がはっている

11. 汚れた服

　　0 ＝ 汚れた服は洗濯かごのなかにあり，周辺に置かれていない

　　1 ＝ 洗濯かごがいっぱいで，汚れた服が数枚，周辺に置かれている

　　2 ＝ 洗濯かごがあふれかえり，汚れた服が何枚も，周辺に置かれている

　　3 ＝ 服が床やその他の表面（ベッド，椅子など）をおおっている

12. 汚れたシーツや布団カバー

　　0 ＝ シーツや布団カバーはとても清潔である

　　1 ＝ シーツや布団カバーは比較的清潔である

　　2 ＝ シーツや布団カバーは汚れていて洗う必要がある

　　3 ＝ シーツや布団カバーは非常に汚れていて排泄物の染みがついている

13. 家の悪臭

    0 ＝悪臭はない

    1 ＝かすかに悪臭がある

    2 ＝中程度の悪臭があり，家のいくつかの場所では強い悪臭がある

    3 ＝家全体に強い悪臭がある

  過去 1 ヶ月の間に，あなた（もしくは家に住んでいる誰か）は，以下のそれぞれの活動をどの程度しましたか？

14. 皿を洗う

    0 ＝毎日か 1 日おき，あるいはひと月に 15 ～ 30 回

    1 ＝ 1 週間に 1，2 回，あるいはひと月に 4 ～ 10 回

    2 ＝隔週ごと，あるいはひと月に 2，3 回

    3 ＝めったにしない，あるいはひと月に 0 回

15. 浴室を掃除する

    0 ＝毎日か 1 日おき，あるいはひと月に 10 回以上

    1 ＝ 1 週間に 1，2 回，あるいはひと月に 4 ～ 10 回

    2 ＝隔週ごと，あるいはひと月に 2，3 回

    3 ＝しない，あるいはひと月に 0 回

  自宅環境指標の得点を算出するために，15 項目の回答をすべて足します。ためこみの人に対する大規模インターネット調査の平均値は，12.7（標準偏差 ＝ 6.9; 得点範囲 ＝ 0-43）でした。2 点以上の得点を示す項目は，注意を要します。

  ここで，第 3 章の結果をみてみましょう。現在のあなたのスコアと第 3 章でのスコアを比べてください。スコアが改善していることをわれわれは願っています。大いに自分を褒めてあげてください。あなたは，決して容易ではないことを達成しました。ここまでやってこれたという事実は，あなたには今の状態を維持する力やコントロール，自制心が備わっているという証拠（エビデンス）になります。ここで，今後のあなたに役立つと思われるいくつかの提案をしておきます。

2 整理するためのスケジュールを確立します

　もうおわかりのように，過去のあなたが，ためこみ状態をコントロールできなくなっていた理由の1つに，ためこみを防ぐために必要な仕分けと手放すことを避けてきたことがあるでしょう。整理するためにスケジュールを立て，それに従って行えば，あなたが達成した状態を維持できます。ここでは，あなたの"実行筋"の状態が重要です。スケジュール通りに行っているほど，より維持しやすくなります。いずれは，起床後の身仕度のように，習慣になり，自然に感じるようになります。保存や保管することと手放すこと，そして整理に関する決断も行いやすくもなるでしょう。

> **整理するためのスケジュールを立て，それに従っていれば，あなたが達成した状態を維持できます**

　スケジュール通りに進めるのを成功させるためには，大変な現実に直面することも必要です。疲れ過ぎていたり，気持ちが動揺していたり，忙しすぎたり，スケジュール通りに生活することにほとんど関心が向かないなど，何度も何度も難しい状況を体験するでしょう。もしあなたがこれらの感情や状態に負けてしまえば，あなたのためこみの問題は再発するかもしれません。疲れていても，動揺していても，忙しくても，あるいは退屈であっても，**屈することなく**ためこみ状態に取り組み続ける強さを育んでいかなければなりません。あなたはためこみの問題をもっているので，決められたスケジュール通りに行っていくことは，あなたの最優先事項でなければなりません。

　あなた自身をマラソン・ランナーのようにイメージすることが役立つかもしれません。あなたは，身体面で最高のコンディションにするように取り組んできました。しかし，トレーニングを止めると，身体的コンディションとスタミナは低下します。これは，整理することとクラッターを減らすことも同じです。仕分けと手放すことは，日々規則的にしなければ，より難しくなります。

3 クラッターがクラッターを引き寄せます

　1980年代に，社会科学者のジェームズ・ウィルソン（James Wilson）博士とジョージ・ケリング（George Kelling）博士が都市犯罪の"割れ窓理論"と呼ばれるものを提案しました。これは，心理学者のフィリップ・ジンバルドー（Philip Zimbardo）博士が行った裕福な地区に車を1週間置いて行った有名な実験結果を理論化したものです。ジンバルドー博士が1枚の窓を打ち砕くまで車はそのままにされていました。しかし，窓が壊されると同日中に，泥棒や武器をもった人々によって車のありとあらゆる部品は根こそぎ剥ぎ取られてしましました。両博士は，物を放っておいたり壊れたままにしておくことは，混

乱や無秩序につながり，人々も混乱や無秩序な状態に同調することになる，と理論化しました。割れた車の窓をみると，人は他の窓も壊してもいいと考えるようになります。そして，数多くの窓が壊れていると，この地区は荒れ果てており，ありとあらゆる腐敗したことをしても構わない状況になります。割れ窓理論は，特にニューヨーク市で標識の修理や軽犯罪の防止など，小さな"生活の質"の問題がさらに深刻化する犯罪発生の減少につながるとして，警察と都市開発に応用されました。

いくつかのクラッターが山積みになっていくのに気づいたら，待ってはいけません。それにすぐに対応してください

割れ窓理論は，あなたにとってはどうでしょうか？ あなたの行動が自宅内のクラッターからどのような影響を受けているかを考えてください。次に，あなたの行動が今のきれいな状態にどのように影響されるかを考えてください。何かを手にしたとき——郵便物としましょう——それをクラッターの山の一番上に置くことはとても簡単です。あなたは「既にひどく散らかっているし，もう1つくらい置いても大きな違いはないだろう」と考えるかもしれません。一方，モノがないきれいな場所にそれを置くことはあまりないでしょう。この場合，あなたは「この場所をきれいにするために精一杯やってきた。今これを汚くしたくない」と考えて，それが置かれるべき場所に持って行くでしょう。これは割れ窓理論の別の例です——クラッターができ，秩序が一旦乱れ始めると，この状態はさらにひどくなっていきます。**クラッターは磁石のようにクラッターを引き寄せます。**

この原則は，モノがないきれいな空間は，将来のクラッターが増えることに対する最高の防御の1つであることを教えてくれています。乱雑な状態が山積みになっていくのに気づいたら，手をこまねいていてはいけません。それにすぐに対応してください。

4 整理と手放すことのルールを作りましょう

本書のプログラムのなかで，何を入手するか，何をとっておくか，そしてそれをどこに置くかに関する決断を助けるルール作りを提案してきました。あなたのクラッターのない家を維持するために，簡単な一連のルールを作成し，それらに沿っていくことができれば，非常にやりやすいでしょう。たとえば，すべてのダイレクト・メール（たとえば，クレジット・カードの申し込み，広告など）が届いたらすぐにリサイクル用の箱に入れるというルールを作ります。すべての請求書は目的とする場所（たとえ

数分時間をとって，ためこみ状態のコントロールを維持するために5つの簡単なルールを作ってください

ば，机）にすぐに置いて，それ以外の場所には絶対に置かないこともルールの1つになるかもしれません。このように郵便物に関するあなたの行動を習慣化することは，クラッターを抑えるためのシンプルな方法です。数分時間をとって，ためこみ状態のコントロールを維持するために5つの簡単なルールを作ってください。生活の1部として習慣化されるまで，これら5つのルールを冷蔵庫かどこか容易に見える場所に貼っておいてください。

整理，仕分け，手放すためのわたしのルール

1. _____

2. _____

3. _____

4. _____

5. _____

5　自宅に他の人たちを招待しましょう

　ためこみの問題がひどくなるにつれ，あなたの自宅にはだんだん他の人が家に来なくなっていたでしょう。あなたの社会生活は被害を被っていますが，同時に自宅にほとんど人が来ないので，あなたのためこみの問題はおそらくよりひどくなっているでしょう。他の人を招待する計画は，きれいにすることと整理に対するあなたの動機を高める確実な方法です。ためこみの有無にかかわらず，訪問する人がいると常に自宅の掃除につながります。

　他の人たちを招待することで，自宅をもてなしの場にする習慣になることも期待できます。本書の最初の方で，このプログラムの主要な目標の1つとして，部屋を意図したように使うことができるようになることが挙がっていたと思います。居間の椅子はモノの置き場ではなく招待した人に座ってもらいます。自宅に他の人たちを招待すればするほど，あなたが成し遂げたことを維持しやすくなります。

6　何があなたにもっとも効果的であるかを明らかにします

　これまでの章で概説したエクササイズ（善玉）のいくつかは，間違いなく他のものより

もあなたにより合っていたと思います。あなたに合っている方法を十分に練習してみると，どれほど効果的であるかに非常に驚くでしょう。少し時間をとって，ひとつひとつの"善玉"があなたのためこみ状態をコントロールするのに，どのように役立ったのかを書きだしてください。今後，あなたがどのようにしてきたかを思い起すために，時折このページに戻ってください。

善玉 #1："努力して手に入れることから目を離さないでおきましょう"が，どのように役に立ちましたか？

_____

_____

_____

_____

善玉 #2："下向き矢印法を使いましょう"が，どのように役に立ちましたか？

_____

_____

_____

_____

善玉 #3："徹底的に考えましょう"が，どのように役に立ちましたか？

_____

_____

_____

_____

善玉 #4："検証してみましょう"が，どのように役に立ちましたか？

_____

_____

善玉 #5：“適切なスキルを身につけましょう”が，どのように役に立ちましたか？

善玉 #6：“実行筋を鍛えましょう”が，どのように役に立ちましたか？

7　あなたの考え方に挑戦します

　あなたのためこみの問題が長期に渡っている場合は，おそらく特定のことを決断する難しさをまだもっているでしょう。あなたがもっとも手を煩わしている“悪玉”を検討してみてください。ここで，それぞれについてあなたがどのようにそれらを克服できたのかを書き留めるのに，少し時間をとってください。本書で学んだ方法を使って，これらの考え方に対抗する計画を立ててください。いかにこれらの“悪玉”があなたに影響していたのかを思いだすために，時折このページに戻ってください。

悪玉 #1：“他にやるべきことがあります”に，どのように立ち向かいますか？

悪玉 #2："回避と言い訳をします"に，どのように立ち向かいますか？

_____

_____

_____

_____

悪玉 #3："短期的利益（目先の褒美）を求めます"に，どのように立ち向かいますか？

_____

_____

_____

_____

悪玉 #4："モノに対する役に立たない信念が邪魔をします"に，どのように立ち向かいますか？

_____

_____

_____

_____

悪玉 #5："考え過ぎたり，あなた自身を混乱させる"に，どのように立ち向かいますか？

_____

_____

_____

_____

8 つまずきに対処しましょう

あなたは，所有物との闘いに敗れるときもあるでしょう。クラッターが再び積み上がってきたり，クレジット・カードの請求書が増えてくることに気づいたら，すぐに本書の該当する箇所に戻り，読み返して，エクササイズをもう一度行ってください。あなたは，1度は成功していますから，またうまくやれます。多くの人は，一度ためこみの問題をコントロールできるようになっても，ワゴンが坂道を転がり落ちるように再びコントロールできなくなってしまうことを心配します。もちろんそうなることもあるでしょう。しかし，そうなったときにはどうすることが最善なのでしょうか？ ワゴンが転がっている間，道路に寝っ転がっていることでしょうか？ もちろん，そうではありません。立ち上がり走ってワゴンについて行き，できることなら飛び乗ってください。悪い癖が顔をだすことはよくあることです。ですから，このプログラムの成功は，成果を維持することができるかどうかにかかっています。不要なモノを買い始めたり，クラッターが積み上がり始めることがあるかもしれませんが，これらは起こりうることと認識しておいてください。「失敗した」ということではありません。もう一度軌道に戻るために，やるべきことがまだあるというだけのことです。

憶えておくべき大切なことは，ストレスフルなことは誰もが体験しますが，日常生活のなかでさまざまな責任を果たしながら，これらに対処する方法をみいださなければならないということです。ストレスフルな出来事が起っても整理する，仕分ける，手放すことを，よい時も悪い時も続けることが必要なことを，こころに留めておいてください。入浴や食事，あるいは服を着るように，あなたの生活空間が住みやすい状態であり続けることは，ストレスに効果的に対応するために非常に重要です。あなたのためこみに対しコントロールを維持できればできるほど，どんなストレスにも効果的により対処できるでしょう。

9 新しい生活の計画を立てましょう

少し時間をとって，本プログラムを始める前と現在のあなたの生活が，どのくらい異なるかを考えてみてください。われわれは，あなたがモノを手に入れたり失ったモノを探す，クラッターに対処している時間が，減っていることを願っています。それと，他の活動や趣味を深める機会と時間が，これまで以上に増えていることも願っています。もしほとんどの時間を所有物に費やしているのであれば，新しい活動を始める努力をしなければならないでしょう。楽しいことや趣味はたくさんあります。われわれは，ためこみ状態を乗り越えたあなたの旅が順調に進むことを願っています。

索　引

＜あ＞

愛着	45, 73-74, 82-84, 145, 147-148, 154, 172-173, 177
アイデンティティ	45-46, 74, 173-175
悪玉	18, 39, 42-44, 47, 51, 53-56, 151, 153-154, 158, 161, 163, 168, 177, 181-182, 195
悪玉への対抗	151, 163, 168, 181-182, 195
安心感	75, 82
安全感	75
安全性	18, 166
自宅や近隣	26, 33, 40, 165-166, 185-186
アンビバレンス	89-91, 155
意思決定	
スキルの発達	62, 178
選択する権利	99
代理決断	63, 113
問題	69-70, 82, 84
役立つ質問	142-143
遺伝的要素	24
イメージ・エクササイズ	
クラッター・イメージ	95-86, 155-156
クラッターのないイメージ	96-97, 156-157
仕分けと手放し	139, 146-147, 149
モノを入手しないイメージ	55, 111
衛生状態	3, 27, 31, 35, 187
エクスポージャー	109
OHIO（オハイオ）ルール	144

＜か＞

回避	76-77, 82, 102, 109
回避と言い訳	51-52, 152, 154, 156-159
撹拌	144
過小評価	25, 41, 46, 158-159, 175-176
仮説検証	57-59, 146-150, 160-161, 166, 169-171, 175-177, 180
家族と友人のための事実資料	25, 63, 90, 98, 113
活用資源	12, 13-14, 15-16, 17
カテゴリー	
カテゴリー作成	121-123
伴う問題	68-69
保存・保管場所の決定	123-127, 132

過度の吟味	49
過度の創造性	45, 48, 50, 71, 72, 81, 83-84, 178, 179
紙類（ファイリング参照）	
特別な留意点	130-135
保管期間	134-135
カレンダーの活用	117, 129, 132, 157
考え・考え方	10, 11, 28, 39, 41, 44, 46, 55, 56, 57, 59, 60, 61, 66, 67, 68, 70, 71, 72, 74, 77, 96, 97, 98, 102, 104, 105, 106, 107, 109, 111, 113, 120, 124, 142, 145, 146, 150, 156, 163, 167, 168, 170, 172, 174, 178, 179, 195
考え過ぎる	48, 177-179
感情	10, 15, 20, 21, 27, 28, 44, 45, 46, 47, 51, 52, 55, 58, 59, 61, 62, 63, 65, 66, 67, 68, 69, 72-74, 75, 76, 77, 82, 83, 84, 90, 96, 97, 98, 100, 102, 104, 105, 108, 112, 113, 118, 139, 140, 142, 145, 146, 147, 148, 155, 156, 159, 160, 161, 163, 172, 173, 191
感情的脆弱性	104
感情的報酬	104
感情的理由づけ	161
感情のなかのためこみ	72-75
完璧主義	18, 43-45, 48, 49, 51, 69, 72, 82, 84, 145, 167, 170, 181
記憶	26, 46, 47, 48, 78, 79, 81, 116, 117, 175-177
気が散る	29, 63, 68, 113
気が散らないトレーニング	116-117
強化（褒美参照）	
強迫症（OCD）	3, 16, 28, 119
許可を得る	63
クラッター	9, 10, 15, 19, 21, 22, 24, 27, 32, 34, 35, 38, 39, 40, 43, 46, 51, 56, 59, 60, 61, 62, 63, 67, 69, 75, 76, 77, 82, 83, 84, 85, 89, 90, 91, 92, 93, 95, 96, 97, 98, 104, 108, 128, 129, 130, 135, 144, 145, 146, 155, 156,

157, 161, 168, 172, 175, 177, 178,
179, 183, 184, 186-187, 191, 192,
193, 197

引き寄せ効果	191-192
契約	97, 155
限界設定	64, 100, 113
権利	47, 90, 99, 177
後悔	73, 104, 106, 107, 114, 139, 143, 168
行動のなかのためこみ	75-77
高齢者	3, 21, 26, 27, 100
口論	19, 40, 88, 93, 99-100
コーチ役	63, 64, 113
国際強迫症財団	12, 13, 15, 16
個別的目標リスト	94
コントロール	9, 10, 14, 15, 24, 28, 39, 40, 41, 44, 46, 47, 48, 53, 55, 59, 60, 62, 65, 73, 76, 78, 79, 81, 88, 89, 100, 101, 102, 106, 108, 109, 111, 119, 135, 142, 143, 144, 158, 166, 171, 182, 183, 190, 191, 192, 193, 194, 197
考え方や信念	46, 47, 48, 82, 177

＜さ＞

サポート	
家族や友人	63, 113
グループ	13, 17
専門家	13
動物	3, 27
自己評価尺度	
回避と言い訳	52
考え過ぎ	50-51
準備状態	42-42
信念	46-48, 82
短期的利点（メリット）への抵抗	53-54
自然経過	24
慈善団体	44, 49, 128, 175
下向き矢印法	56-57, 160, 168, 170, 179, 194
実行筋	59-60, 115, 139, 158, 159, 162, 191, 195
尺度	
自宅環境指標（HEI）	31, 35-38, 187-190
自宅の安全尺度	31, 33, 185-186
ためこみ評価尺度	31-32, 183-185
日常生活活動スケール	31, 34-35, 89, 186-187
写真撮影	38, 183
集中	14, 23, 27, 28, 63, 66, 68, 70, 79, 80, 111, 113, 116-117, 118, 119, 153
度を越えた集中	106
集中力	14, 115, 116, 118
重症度	22-23
馴化	148, 149,
準備状態	39, 41-42, 44, 60, 65, 89, 91, 99, 110, 115, 140, 147, 154, 166, 172

情報処理	69, 82, 83, 84
自律性の尊重	14, 99
診断基準	19-20
信念	
アイデンティティの源	45-46, 74, 82, 84, 145, 173, 174, 175
完璧主義とミスを犯す	43-44, 47, 48, 51, 62, 98, 118, 160, 167-168, 169, 170
記憶	46, 175-177
コントロール	46, 48, 177
所有物に対する愛着	45, 48, 73, 78, 79, 81, 82, 83, 84, 145, 147, 154, 172-173
責任感	44-45, 48, 49, 71, 170-171
有用性	43, 45, 88, 104, 163
心理療法・カウンセリング	12, 15
推計数	24
精神疾患	28
整理	
整理スケジュールの立案	140, 157, 191
整理のための準備	128, 129, 130
方略	121-130
ルール作り	62, 63, 143-144, 167, 192-193
全か無かの考え方	167
善王	18, 54, 55-60, 153, 158, 193-198

＜た＞

対処法	111-112
宝物	45, 53, 54, 76, 82, 104, 110, 154, 161
他者招待	29, 92, 193
楽しみ	14, 17, 40, 53, 56, 92, 101, 104, 172
他の楽しい活動	62, 102, 111-112, 197
段階的治療	17
段階表	110, 149
短期的利益・報酬	53-54, 102, 154, 161-162, 196
チアリーダー	63, 113
チームでの取り組み	16, 63
Challenging Disorganization 協会	17
注意欠如・多動症（ADHD）	28, 29, 68, 119
注意力	14, 68, 69, 83
中間保存・保管場所	127, 128, 129, 144, 145
直面化	51, 52, 90, 95, 98, 99, 104, 116, 119, 181
つまずき	61, 197
定義	20, 26, 45, 66, 74, 175
DSM-5	9, 18, 19, 21, 28, 29
ディオゲネス症候群	26
適切なスキル習得	59, 61, 62, 63, 176, 178, 181, 195
徹底的に考える	57, 90, 107, 158, 159, 161, 163, 167, 172, 174, 178-179, 194
手放す	10, 15, 17, 19, 20, 21, 25, 27, 31, 32, 44, 45, 46, 50, 56, 62, 63, 70, 72, 76, 77, 78-82, 86-88, 90, 91, 121, 139-150, 164-165, 166, 168,

	172, 177, 178, 179, 184, 181 192, 193, 197
仮説検証	150, 166-167, 169-170, 171, 177
実験	145-149
段階表	149
問いかけ	142-143
利点と損失	164-165
ルール作り	63, 143-144, 179-180
動機の後押し（ブースター）	63, 85, 95 101, 115, 139
動物ためこみ（多頭飼育）	26-27
特殊な状態	25-27
度を超えた集中	106

＜な＞

内省・洞察	22, 25, 90
認知行動療法（CBT）	12, 13, 15, 16, 29, 68
ネガティブ	
イメージ	65
感情	21, 22, 63, 72, 77, 104, 111
結論	3, 104, 105, 106, 159
脳画像	28, 66-68
脳との協力	115-119
脳のなかのためこみ	66-70

＜は＞

破局視	51, 99, 118, 145, 159, 167, 168
BIT ワークショップ	12, 13, 17, 18, 44, 61, 65
比較：自分と他の人の感じ方	86-88
引き金（キュー）	102, 104, 105, 109, 110
必要度対願望	43, 47, 50, 56-57, 90, 107, 114, 142, 164, 165-166
ファイリング（紙類）	
カテゴリー	131-132, 135, 141
システム	61, 130-131, 135
必要物品	128-129, 133-134
ファイル	28, 47, 61, 124, 131-132, 134, 176, 177
不安症	16, 28, 29, 73
不衛生状態	26, 33, 185
プロフェッショナル・オーガナイザー	
	16-17,
ヘルプ・カード	107, 114
変化の天秤（スケール）	40, 41, 91, 99, 100
報酬	
感情的な報酬	76, 104
短期的な報酬	53, 102, 104, 154, 161-162, 196
褒美	56, 76, 82, 84, 136-137, 155, 161-162, 196
他のやるべきこと	39, 121, 153, 154, 157, 195
保管・保存場所	61, 123-129, 131, 132, 135, 141, 143, 144, 145, 176, 177, 192-193
ポジティブ感情	62, 75, 76, 83
ポジティブなことの過小評価	159

＜ま＞

無秩序	17, 25-26, 59, 192
モノの入手	
強迫的入手プロセス	68, 104, 106
入手しないエクササイズ	55, 68, 103, 111
入手しない外出への同伴	63, 111
入手しない段階表	110
入手に関する考え方の修正	106, 112-113
入手に伴う利点と損失	107-108, 109
入手プロセスの理解	101, 102-103, 104
引き金への耐性	102, 109
減らす	62, 101
ルール設定	106-107
問題解決能力の発達	62, 91, 112, 115, 119-120

＜や＞

薬物療法	16
優先順位	18, 41, 99, 120, 153, 157-158

＜ら＞

リサイクル・センター	127, 128
リマインダー	25, 46, 70, 112
類似・関連表現	8-10, 22, 24
ルール作り	62, 73, 99, 106, 107, 135-137, 143, 144, 178, 179, 180, 192, 193
家族や友人	99
整理と仕分け	116, 137, 192-193
手放す	143, 144, 178, 179-190, 191, 192-193
保存・保管	62, 63, 134-135
モノの入手	106, 135
ルールを破る	180

＜わ＞

ワークシート	108-109, 164-165, 168-169
割れ窓理論	191-192

監修者

坂野 雄二（さかの　ゆうじ）

北海道医療大学名誉教授・北海道医療大学心理科学部特任教授

専門は臨床心理学，特に，認知行動療法，不安や抑うつの基礎メカニズムの解明と治療法の効果研究，ストレス関連疾患の治療法の開発と効果研究，健康の維持増進に関連する指導法の開発と効果研究等

著訳書 に「不安に悩まないためのワークブック：認知行動療法による解決法」（金剛出版，2013）「60 のケースから学ぶ認知行動療法」（監修，北大路書房，2012）など。

訳　者

五十嵐 透子（いがらし　とうこ）

上越教育大学大学院 臨床心理学コース教授

専門領域は，臨床心理学で，精神力動的アプローチを主としながら，対象の方に合わせて統合的心理療法を行う。

著書に「強迫性障害からの脱出」（共訳，晶文社 , 2000），「ホーディングへの適切な理解と対応　認知行動療法的アプローチ　セラピストガイド」（訳，金子書房，2013），「リラクセーション法の理論と実際—ヘルスケア・ワーカーのための行動療法入門第 2 版」（医歯薬出版 , 2015）など。

土屋垣内 晶（つちやがいと　あき）

福島県立医科大学医療人育成・支援センター　助手

神経精神医学講座，大学健康管理センター兼任

千葉大学子どものこころの発達教育研究センター　特任研究員

専門は臨床心理学で，認知行動療法を主としたアプローチを用い，日本ライフオーガナイザー協会 CLO（Certified Life Organizer）と臨床ニューロフィードバック協会認定セラピスト。

片づけられない自分が気になるあなたへ
ためこみ症のセルフヘルプ・ワークブック

2017 年 9 月 20 日　印刷
2017 年 9 月 30 日　発行

著　者
デビッド F. トーリン
ランディ O. フロスト
ゲイル・スティケティー

監修者
坂野 雄二

訳　者
五十嵐 透子
土屋垣内 晶

発行者
立石正信

印刷・製本
三報社印刷

発行所
株式会社　金剛出版

〒 112-0005　東京都文京区水道 1-5-16
電話 03-3815-6661　振替 00120-6-34848

ISBN978-4-7724-1570-5　C3011　　　　　　Printed in Japan ©2017

好評既刊

Ψ金剛出版　〒112-0005　東京都文京区水道1-5-16　Tel. 03-3815-6661　Fax. 03-3818-6848
e-mail eigyo@kongoshuppan.co.jp　URL http://kongoshuppan.co.jp/

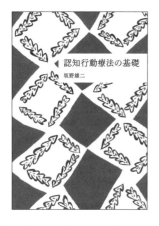

認知行動療法の基礎

［著］坂野雄二

問題を抱えて悩んでいる人には，ものごとを二者択一的に考え，一言で表そうとするクセを持っている人が少なくない。認知行動療法では，クライエントさんが抱える問題を，①どのような環境の中で，②どのように振る舞い，③どのように考え，④どのような動機づけを持ち，⑤どのような感情や情緒の問題を持ち，⑥どのような身体の変化が出ているのか，を構造化して整理し，その関係を明らかにして治療戦略を立てる。著者は，認知行動療法を，直面の問題解決だけではなく，人に頼らず自立して問題を解決できる「武器」として身につけられることを目指す。本書は，常に第一線で認知行動療法に携わってきた著者の軌跡である。　　本体2,800円＋税

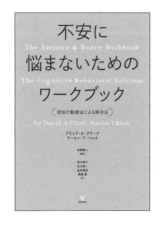

不安に悩まないためのワークブック
認知行動療法による解決法

［著］デビッド・A・クラーク　アーロン・T・ベック　［監訳］坂野雄二
［訳］石川信一　岡島義　金井嘉宏　笹川智子

本書では，「不安」を排除しようとするのではなく，自分で管理をしながら，上手く付き合えるようになることを目指す。不安が強すぎる状態になる前に止めることができる，生活を妨害するような不安が起きないように生活を工夫できる，という状態を手に入れられれば不安は生活の邪魔をするものではない。認知行動療法の研究と実践の成果に基づき，不安を恐れることなく合理的に不安に対処していくため専門的治療法を，生活の中に体系的な練習として組み込んでいけるようワークブック形式で伝授する。　　本体3,600円＋税

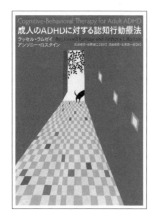

成人のADHDに対する認知行動療法

［著］J・ラッセル・ラムゼイ　アンソニー・L・ロスタン
［監訳］武田俊信　坂野雄二　［訳］武田俊信　金澤潤一郎

本書は，ADHDを抱えている成人の，①日常の困難と②その治療法，さらには③その治療法の根拠の検証と④症例呈示，⑤治療過程の問題点，⑥治療終結後のサポートまでを順に追って説明する。ADHDは，その症状を抱えながら，正確に診断すること自体が治療的介入の第一歩となる。日常の些細な困難を感じている方，またその周りにいる方，成人のADHDにかかわることのある臨床家の方に，手にとっていただきたい。　　本体3,600円＋税

好評既刊

Ψ 金剛出版 〒112-0005 東京都文京区水道1-5-16 Tel. 03-3815-6661 Fax. 03-3818-6848
e-mail eigyo@kongoshuppan.co.jp URL http://kongoshuppan.co.jp/

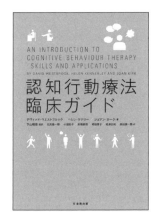

認知行動療法臨床ガイド

［著］デヴィッド・ウエストブルック　ヘレン・ケナリー　ジョアン・カーク
［監訳］下山晴彦

確かな治療効果のエビデンスに支えられてハイクラスの臨床家たちが築き上げた認知行動療法の正しい型を，臨床場面でのワンポイント・アドバイスを取り入れながら提供する。本書では認知行動療法入門として，基本理論とその発展，治療関係論，アセスメントとフォーミュレーション，ソクラテス式問答法，行動実験など，さまざまなセオリーとスキルをやさしくわかりやすく解説していく。代表的な症例として，うつ病や不安障害の治療例も紹介しながら，支援者が手を携えながらクライエントが自分自身のセラピストとなるためのスキルを身につけていくためのヒントを論じる。　本体5,200円＋税

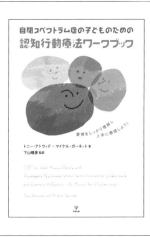

自閉スペクトラム症の子どものための認知行動療法ワークブック
愛情をしっかり理解し上手に表現しよう!

［著］トニー・アトウッド　マイケル・ガーネット
［監訳］下山晴彦

気持ちのキャッチボールが苦手な子も，大切な人に思いを伝えられない子も，子どもの愛情を感じられずに悩む親も，しっかり気持ちを伝え合うスキルを身につけよう！　科学的根拠＝エビデンスにもとづいて設計された5つのステップは，誰でもわかりやすく，自宅でも学校でもかんたんにチャレンジできるように工夫されている。　本体2,400円＋税

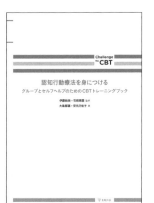

Challenge the CBTシリーズ
認知行動療法を身につける
グループとセルフヘルプのためのCBTトレーニングブック

［監修］伊藤絵美　石垣琢麿　［著］大島郁葉　安元万佑子

認知行動療法は，手軽にポジティブ思考を育んで短期間に「うつ」や「不安」を治す画期的なツールなのか？　一般に流布する認知行動療法への誤解を払拭し，本書は，正しい自己理解に裏打ちされたストレスマネジメントゆえに再発予防に効果的であると同時に，時間をかけて入念に取り組むセルフヘルプの顔をもつという，認知行動療法の真実を提案する。世界でたったひとつ，あなただけのオーダーメイド式リミックスCBT。　本体2,800円＋税

好評既刊

Ψ金剛出版　〒112-0005　東京都文京区水道1-5-16　Tel. 03-3815-6661　Fax. 03-3818-6848
e-mail eigyo@kongoshuppan.co.jp　URL http://kongoshuppan.co.jp/

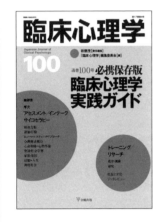

臨床心理学第17巻第4号

[特集]
必携保存版 臨床心理学実践ガイド

［責任編集］岩壁茂　［編］『臨床心理学』編集委員会

2001年の創刊から17年を経た『臨床心理学』通巻100号記念特別号！ 「アセスメント／インテーク」から，精神力動や認知・行動などの「サイコセラピー」「トレーニング／リサーチ」「社会と文化」「Book Review」まで，臨床心理学の基礎知識と最新動向を包括的にまとめた必携保存版実践ガイド！ ——「アセスメント／インテーク」「サイコセラピー」（精神力動／認知・行動／ヒューマニスティック・アプローチ／心理療法統合／心身相関＝心的外傷／発達・社会学習／家族・集団／記憶＝人生／神経科学）「トレーニング／リサーチ」（教育・訓練／研究）「社会と文化」ほか　本体1,600円＋税

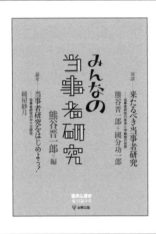

臨床心理学増刊第9号

みんなの当事者研究

［編］熊谷晋一郎

浦河べてるの家から生まれ依存症自助グループ・発達障害当事者グループとともに発展してきた当事者研究を，「中動態の世界」をキーワードに國分功一郎と熊谷晋一郎が語り合い，向谷地生良，信田さよ子，上野千鶴子，坂口恭平，綾屋紗月，当事者研究の名の下に集った当代随一の書き手たちが語り尽くす！　ある種の必然性とともに浦河べてるの家から自生した統合失調症の当事者研究は，アディクション系自助グループと再－合流しながら当事者運動を異化し，発達障害やその他のフィールドへと伝播を続けている。みんなでつくるみんなの当事者研究入門ガイド。　本体2,400円＋税

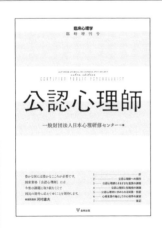

臨床心理学臨時増刊号

[特集]
公認心理師

［編］一般財団法人日本心理研修センター

これまで多領域で活躍してきた心理職が名実ともに国家資格化され，2015年より「公認心理師」として認可された。「医療・保健領域」「福祉領域」「教育・学校領域」「司法・矯正領域」「産業・組織領域」という主要5領域における他機関・他職種連携の期待と課題を各領域の専門家が語り，各職域の課題について心理職が語る相互コミュニケーションスタイルによって，新たな公認心理師の実像を鮮やかに描いていく。国家資格化によって浮上する多様な疑問に応える「必携公認心理師ガイド」。　本体1,800円＋税

好評既刊

Ψ金剛出版　〒112-0005　東京都文京区水道1-5-16　Tel. 03-3815-6661　Fax. 03-3818-6848
e-mail eigyo@kongoshuppan.co.jp　URL http://kongoshuppan.co.jp/

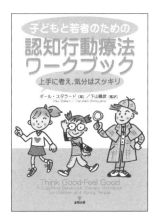

子どもと若者のための
認知行動療法ワークブック
上手に考え，気分はスッキリ

［著］ポール・スタラード　［監訳］下山晴彦

本書は，認知行動療法を子どもや若者に適用するために，発達段階に合わせて，彼らが理解しやすく，楽しんで課題に取り組めるように工夫をしたものです。まず，認知行動療法の基本的な考え方が，続くワークシートでは，実際に子どもや若者がそこに絵や文字を書き込むことで，自分の気持ち，認知，行動をつかみ，その関連性を理解し，感情や行動をコントロールする練習ができるようになっています。　　　　　　　　　　　　本体2,600円＋税

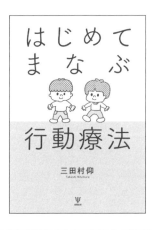

はじめてまなぶ行動療法

［著］三田村仰

行動科学研究から臨床応用まで，心理臨床の歴史そのものと呼ぶにふさわしいほど長い歴史と蓄積をもつ行動療法。「パブロフの犬」の実験から認知行動療法，臨床行動分析，DBT，ACT，マインドフルネスまで，行動療法の基礎と最新のムーブメントをていねいに解説する研究者・実践家必読の行動療法入門ガイド。第1章から順にやさしく読める文体で，基礎知識だけでなく行動療法臨床のエピソードも織り交ぜて解説。重要概念を整理した巻末付録「用語解説・定義」や研究論文の文献も紹介しながらさらなる学びにつなげるためのヒントも豊富に盛り込んでいる。はじめて読んでもよくわかる，行動療法の歴史・原理・応用・哲学を学べる教科書。　　　　　　本体3,200円＋税

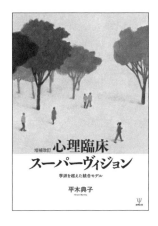

［増補改訂］心理臨床スーパーヴィジョン
学派を超えた統合モデル

［著］平木典子

今回の増補改訂は日本における心理支援専門職が国家資格化される運びとなったことを意識しながら行なわれた。これまで，個々の養成基準と方法によって行なわれてきた専門職の教育・訓練は，国家資格の認定規準に沿ったカリキュラムと方法に則って実施されていくだろう。また，これまで各々の組織が随意に任命してきたスーパーヴァイザーは，あらためてその訓練法と資格が問われ，今後は教育・訓練担当者の養成・訓練が緊急の課題となる。そこで，スーパーヴィジョンの統合モデル探索の前史として，筆者の心理臨床の理論・技法の統合モデルの追求のプロセスを追加した。本体3,800円＋税

好評既刊

Ψ 金剛出版 〒112-0005 東京都文京区水道1-5-16　Tel. 03-3815-6661　Fax. 03-3818-6848
e-mail eigyo@kongoshuppan.co.jp　URL http://kongoshuppan.co.jp/

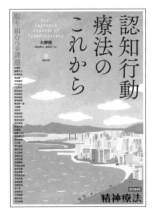

精神療法増刊第4号

認知行動療法のこれから
取り組むべき課題

［編］大野裕+精神療法編集部

認知行動療法のスキルは日常的に使われているストレス対処法をわかりやすくまとめたもので，精神疾患の治療としてはもちろん，一般身体疾患での精神的苦痛や，日常生活でのストレスへの対処法としても広く用いることができる。しかし，利用可能な領域が広いだけに誤解されて用いられることが少なくない。本特集では，厚生労働省が実施しているうつ病の認知行動療法研修事業の体験をもとに，認知行動療法の質を担保するためにこれから必要になる取り組みについて紹介する。　本体2,800円＋税

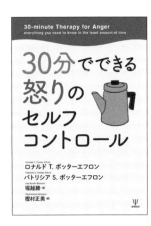

30分でできる
怒りのセルフコントロール

［著］ロナルド T. ポッターエフロン　パトリシア S. ポッターエフロン
［訳］堀越勝　樫村正美

怒りに困らされずに一日を終えるのはとても難しい。怒りをなくしたいという願いは誰にでもある。しかし，怒りは敵ではなく，私たちになくてはならない感情である。怒りを悪化させてしまうのは，実はあなたの取り扱い方によるものかもしれない。取り組む時間は1日わずか30分。怒りのメカニズムを知り，その取り扱い方を学ぶことで，怒りをなくさずに今よりも「楽に生きる」方法が見つかるはずだ。　本体1,800円＋税

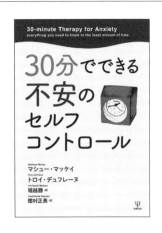

30分でできる
不安のセルフコントロール

［著］マシュー・マッケイ　トロイ・デュフレーヌ
［訳］堀越勝　樫村正美

不安の取り扱い方のコツ，教えます。不安で落ち着かない，不安で夜も眠れない，不安が頭から離れない……不安という感情は私たち人間の悩みの種でもある。しかし，不安はなぜ生じるのか？　不安を必要以上に大きくさせているのは，実は自分自身かもしれない。取り組む時間は1日わずか30分。不安のメカニズムを知り，その取り扱い方を学ぶことで，不安に負けない日常を手に入れよう。　本体1,800円＋税